Einfach Nichtraucher

Die schnelle Methode **zum nikotinfreien Leben**

Dr. med. Stefan Frädrich
Christina Frädrich
Ingo Buckert
Thilo Baum

4. Auflage
2.000 Exemplare

Umschlaggestaltung:	Motho Design Köln
Illustrationen:	Timo Würz
Layout und Satz:	Motho Design Köln
Abbildungen:	Adobe Stock, Sarah Jonek
Herausgeber:	Institut für Gesundheitscoaching Baum Buckert Frädrich GbR, Zum Tilmeshof 55, 50859 Köln
ISBN Paperback:	978-3-981955101

Bibliografische Information der Deutschen Nationalbibliothek:
Die Deutsche Nationalbibliothek verzeichnet diese Publikation in der Deutschen Nationalbibliografie. Detaillierte bibliografische Daten sind im Internet über http://dnb.d-nb.de abrufbar.

printed by:
WirmachenDruck.de
Sie sparen, wir drucken!

Inhalt

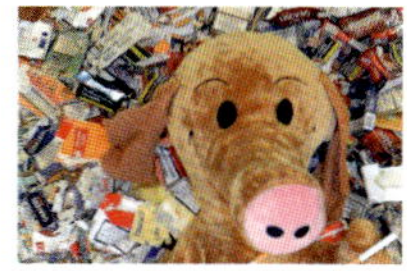

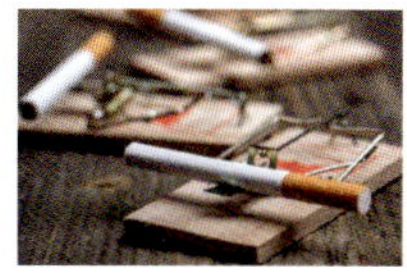

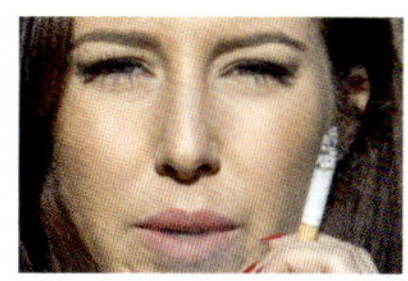

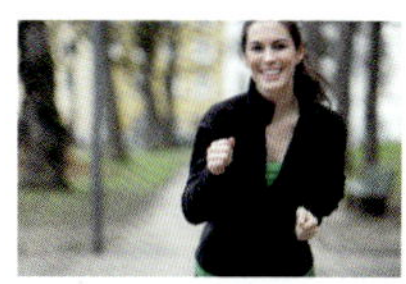

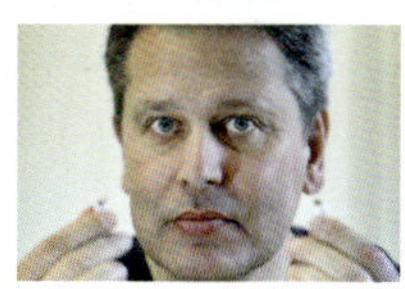

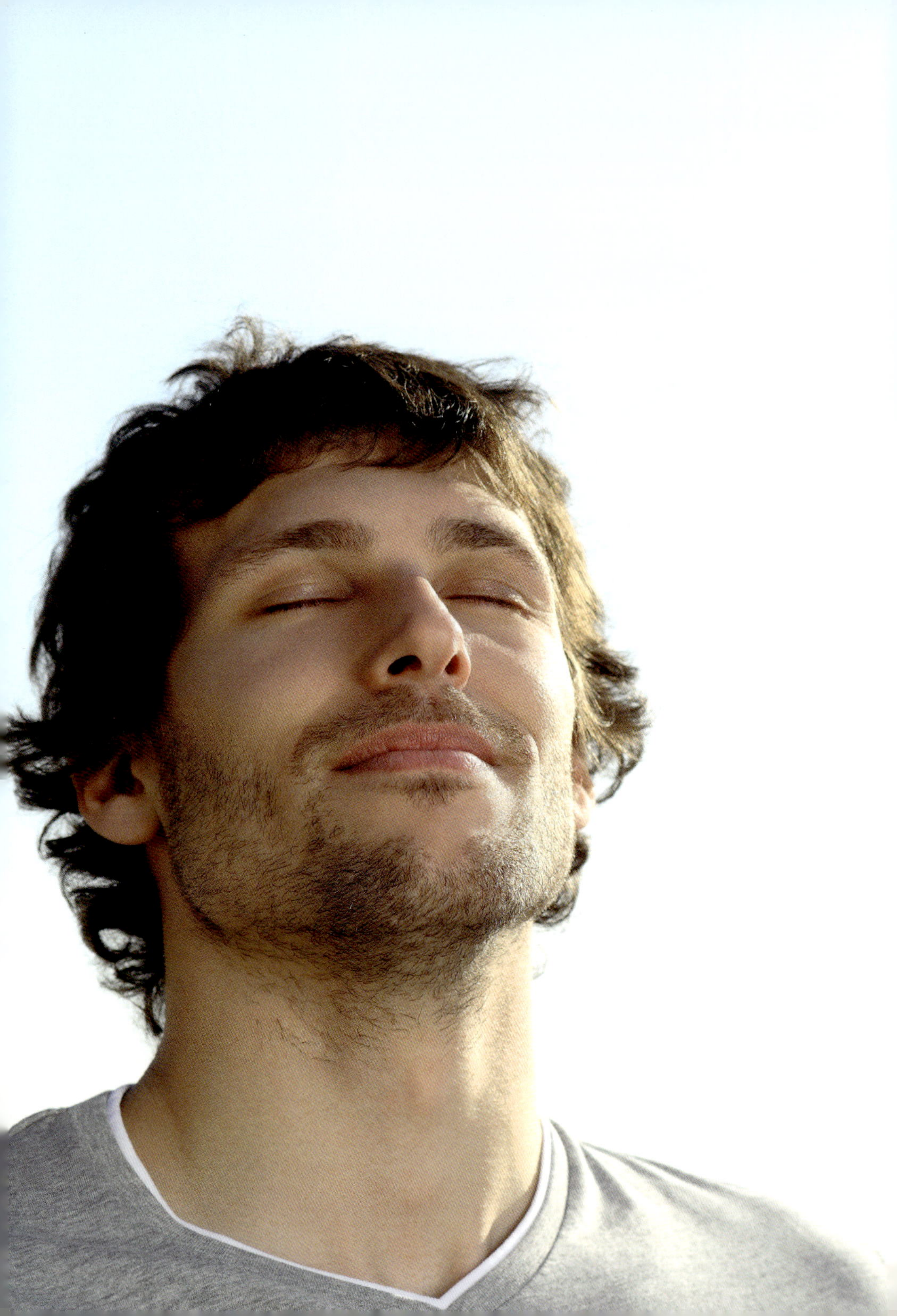

Vorwort

Immer größer wird die Kluft zwischen Rauchern und Nichtrauchern. Raucher sehen in den nicht rauchenden Menschen meist Spaßverderber, Spießer oder gar Genussverweigerer. Nichtraucher hingegen halten Raucher oft für rücksichtslose, süchtige Menschen, die sich ihre Sucht schönreden. Und jeder verteidigt seinen Standpunkt heftig. Leider ist die Bezeichnung Nichtraucher unglücklich gewählt. Man meint, den Betroffenen fehle etwas oder sie könnten etwas nicht (ähnlich wie z. B. beim Begriff „Nichtschwimmer"). Dabei ist es doch der Normalzustand, frische Luft zu atmen! Viele Raucher wären mittlerweile gerne wieder „Frischluftatmer". In diesem Buch geht es darum, ohne Angst vor Versagen, vor Entzugserscheinungen, vor Gewichtszunahme oder anderen Horrorgeschichten mit dem Rauchen endgültig aufhören zu können und zu dürfen. Meistens wird auch vom „Rauchen aufgeben" oder dem „Rauchverzicht" gesprochen. So denken Raucher, dass man etwas Tolles verlieren wird und viele schöne Dinge in seinem weiteren Leben vermissen muss. Das ist natürlich Unsinn.

Viele heutige Nichtraucher haben früher geraucht. Umgekehrt war jeder Raucher früher ein Nichtraucher! Meist wird man als Jugendlicher zum Raucher. In diesem Alter werden Zigaretten gern für ein Symbol des Erwachsenseins gehalten. Anfangs muss man hart dafür trainieren, dass man den Zigarettenrauch einatmen kann. Wenn man es dann endlich „geschafft" hat, raucht man i. d. R. jahrelang weiter, bis man sich dazu entscheidet, endlich wieder frische Luft zu atmen. Wichtig ist, dass diese Entscheidung immer bewusst und freiwillig getroffen wird. Mit dem Rauchen wieder aufzuhören, ist im Wesentlichen eine Frage des Wissens, der guten Vorbereitung und des Bewusstseins, eine wichtige Entscheidung für sein weiteres Leben zu treffen. Jeder Raucher kann wieder „Frischluftatmer" werden. Nehmen Sie es jetzt in Angriff! Dieses Buch zeigt Ihnen, wie es gelingen kann.

Viel Spaß und Erfolg!

Dr. med. Stefan Frädrich
Christina Frädrich
Ingo Buckert
Thilo Baum

Die richtige Einstellung

Sie haben seit Langem vor, etwas in Ihrem Leben zu verändern, und Lust, etwas Neues auszuprobieren? Vielleicht haben Sie auch nur Lust, über das Thema Rauchen einmal etwas anderes zu erfahren, als nur mit erhobenen Zeigefinger ermahnt zu werden. Schön – dann lesen Sie weiter!

Lust auf ein Leben als Nichtraucher

Sind Sie Raucher? Sie heben jetzt wahrscheinlich den Arm und bekennen sich dazu. Wäre es für Sie ein gutes Ziel, Nichtraucher zu werden? Auch hier werden Sie bestimmt zustimmen. Am Ende des Buchs werden Sie die Frage „Sind Sie Nichtraucher?" mit einem freudigen „Ja" beantworten können! Das glauben Sie nicht? Nur Mut, Sie werden sehen, dass es viel einfacher ist, als Sie jetzt vielleicht noch glauben. Seien Sie bitte offen für neue Gedanken und hinterfragen Sie alles, was Sie bisher über das Rauchen gedacht und gehört haben. Mit der richtigen Einstellung kann es sogar richtig Spaß machen, mit dem Rauchen aufzuhören. Das vorliegende Buch soll Ihnen zu neuen Überzeugungen verhelfen, Überzeugungen, die Sie für sich selbst erkennen und später auch anwenden können. Das Ziel des Buchs ist erreicht, wenn Sie die Mechanismen des Rauchens erkannt haben. Denn dann können Sie ganz problemlos wieder mit dem Rauchen aufhören. Dabei wird das Aufhören einfacher sein als das Anfangen. Sie mussten sich das Rauchen damals erst mühsam antrainieren und sich vielfach überwinden, giftigen Rauch zu inhalieren. Dazu war viel Willensstärke notwendig. Mit der Methode „Willenskraft" werden Sie das Rauchen aber nicht mehr dauerhaft los. Und Abschreckung und Schwarzmalerei bewirken eher Frust und Resignation. Um einen individuellen Weg hin zu einem gesunden Leben als „Frischluftatmer" zu finden, benötigen Sie nur die richtige Information und die dadurch erlangte Selbstsicherheit, die korrekte Entscheidung zu treffen.

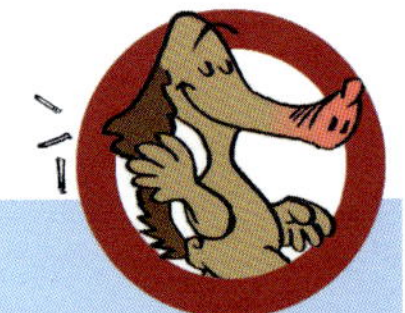

Die Gedanken sind frei

Alles ist Ansichtssache. Wir können mit unseren Gedanken bestimmen, was uns wichtig und wertvoll ist. Dies hat Auswirkungen auf unsere emotionale Einschätzung. Menschen können sich in etwas hineinsteigern oder den Gedanken abstellen und die Dinge positiv betrachten.

Tauziehen im Kopf

Warum haben Raucher dieses ständige Tauziehen im Kopf? Eigentlich wissen sie, dass Rauchen krank und süchtig macht, vielleicht sogar tötet. Aber die erste Zigarette des Tages zum Kaffee möchte man nicht missen, die Verdauungszigarette nach jedem Essen ist ein Muss, in Stresssituationen gibt einem der Glimmstängel innere Ruhe und in geselliger Runde gehört die Zigarettenpackung einfach dazu. Was hält einen eigentlich immer wieder davon ab, die Kippen nicht einfach in die Ecke zu schmeißen und zu sagen: „Das war's jetzt, diesen Dreck fasse ich nicht mehr an?" Dass es die richtige Entscheidung wäre, ist eigentlich jedem klar – aber eben nur eigentlich! So schiebt man den Entschluss „Ich werde wieder Nichtraucher!" häufig lange vor sich her.

Wissen ist Macht

Natürlich kann jeder für sich selbst das Rauchen positiv oder negativ bewerten. Objektiv bewerten lässt sich diese Angewohnheit allerdings erst dann, wenn einem klar geworden ist, was denn nun wirklich so toll ist am Rauchen und ob das überhaupt stimmt. Erst dann kann jeder eine für sich persönlich geltende Bilanz ziehen. Um diese bedeutende Entscheidung treffen zu können, ist es wichtig, die Mechanismen und Wirkungsweisen des Rauchens zu kennen und zu verstehen. Den meisten Rauchern fehlt dieses Wissen aber. So fragen sich viele Raucher: Wer kann mir eigentlich helfen, mit dem Rauchen aufzuhören? Von wem kann ich wichtige Informationen bekommen, damit es dieses Mal funktioniert? Wer zeigt mir einen Weg, an dessen Ende ich ohne schreckliche Entzugserscheinungen dauerhaft „Frischluftatmer" werde und dabei trotzdem noch gute Laune habe? Auf diese Fragen fällt den meisten auf Anhieb keine Antwort ein. Sie können eine sehr wichtige Entscheidung für sich und Ihr weiteres Leben treffen: Sie können wieder zum Nichtraucher werden. Dabei gibt es verschiedene Wege. Die in den folgenden Kapiteln aufgeführten Tipps und Anleitungen geben Ihnen Werkzeuge an die Hand, mit denen Sie ohne Druck, Zwang und Gewalt Ihr Leben verändern können.

Lesen Sie dieses Buch mit Offenheit und Lust auf etwas Neues! Seien Sie dabei ruhig skeptisch, aber bitte auch ein wenig kritisch gegenüber sich selbst.

Denken Sie positiv!

Sind Sie grundsätzlich eher positiv oder negativ motiviert? Ertappen Sie sich manchmal dabei, dass Sie denken: „Das schaffe ich nie!"? Oder sagen Sie sich eher: „Ich schaffe das, das bekomme ich hin!" Mit welcher Variante sind Sie wohl erfolgreicher? Welchen Einfluss hat die persönliche innere Einstellung auf das Ergebnis einer Entscheidung, sei es nun der Entschluss, ein neues Pro-

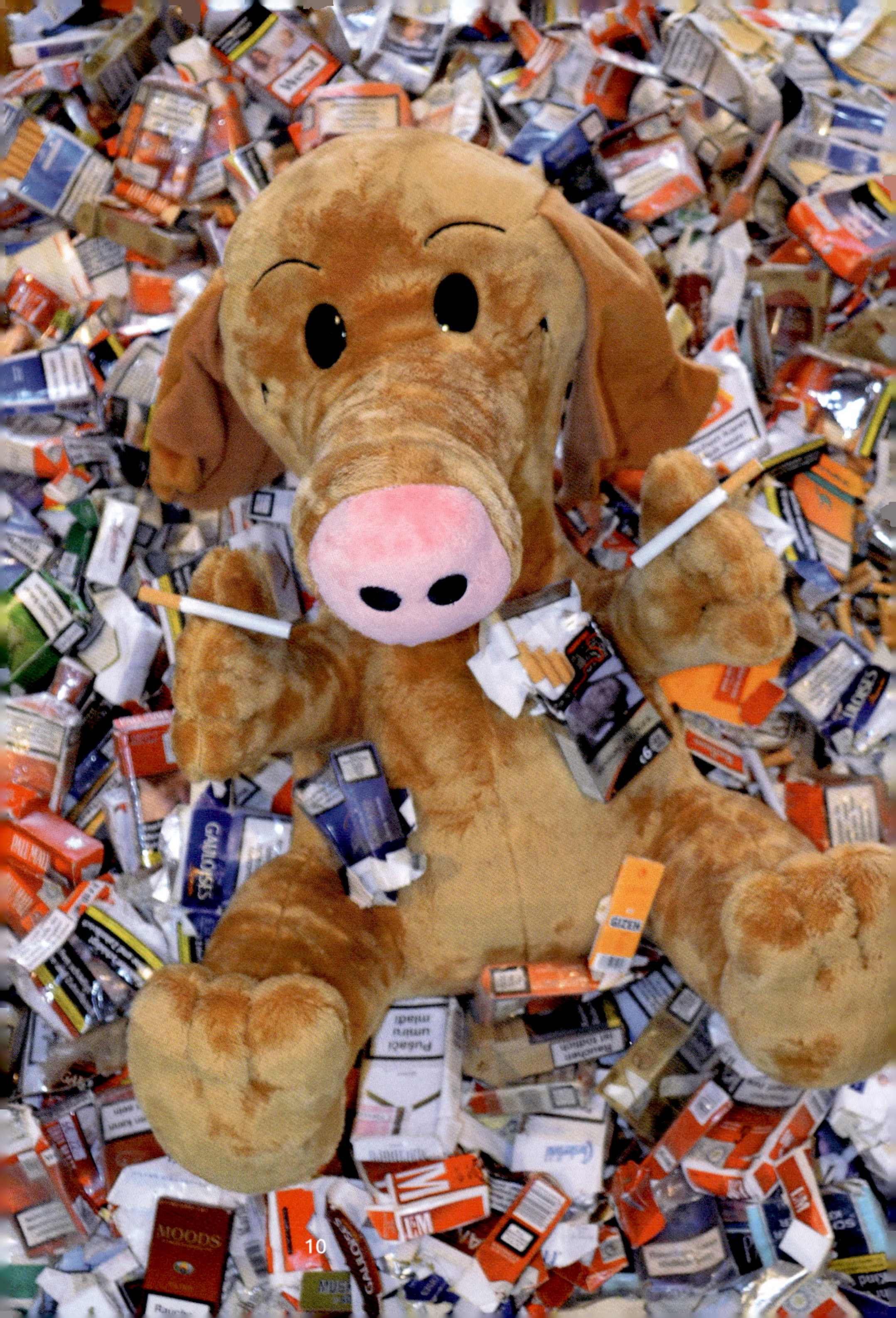
MOODS

jekt in Ihrem Job zu übernehmen, oder das Vorhaben, mit dem Rauchen aufzuhören? Wenn Sie sich von Anfang an sagen: „Mit dem Rauchen aufzuhören, schaffe ich nie!", machen Sie es sich zusätzlich schwer. Leichter wird es, wenn Sie sich selbstbewusst bestätigen: „Das kann ich!" Auch auf dem Weg zum Nichtraucher sollten Sie deshalb immer positiv denken und sich die Personen vor Augen führen, die es geschafft haben, nicht diejenigen, die gescheitert sind! Es gibt sehr viele erfolgreiche „Exraucher", also sollten Sie sich Mut machen und die Sache optimistisch angehen: „Was andere schaffen, das kann ich auch!"

Ich darf aufhören!

Jeder Raucher würde sofort mit dem Rauchen aufhören, wenn er wüsste, wie leicht das geht und wie gut man sich als Nichtraucher fühlt. Doch viele Raucher haben Angst aufzuhören, weil sie denken, sie würden etwas vermissen und es vermutlich sowieso nicht schaffen. „Ich darf nicht rauchen. Ich muss aufhören. Und wenn ich es nicht schaffe, mache ich mich lächerlich und verliere mein Gesicht – vor mir selbst und vor meinen Freunden und Bekannten." Das ist der Satz, mit dem sich Raucher selbst unter Druck setzen. Wenn Sie mit solchen negativen Gedanken im Kopf versuchen, mit dem Rauchen aufzuhören, werden Sie das Nichtrauchen als Verlust empfinden und damit auch eine vermeintliche Minderung an Lebensqualität erwarten. Nach der Lektüre dieses Buches beginnen Sie, sich ab sofort auf das Positive zu konzentrieren. Sie blicken nicht mehr auf die Nachteile des Rauchens, sondern auf die Vorteile des Nichtrauchens, und lassen sich nicht mehr von Horrorgeschichten verunsichern oder von abschreckenden Beispielen Angst einjagen.

Ab sofort gilt: „Ich muss nicht mehr rauchen! Ich kann und darf endlich aufhören und bin froh darüber, nicht mehr rauchen zu müssen!"

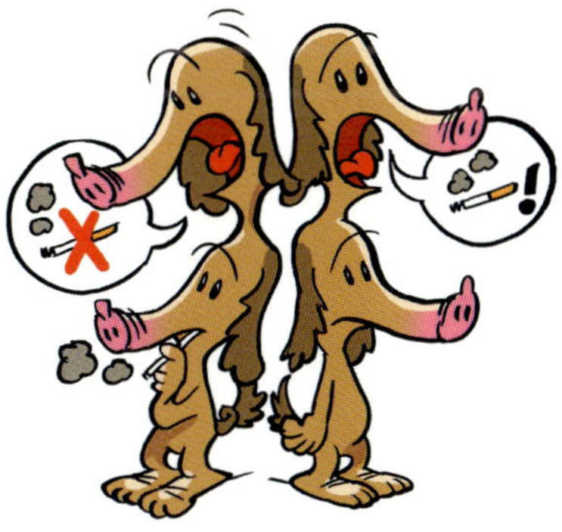

Aufhören – aber wann?

Der Weg zum Erfolg

Veränderung bedeutet zunächst einmal, dass Sie selbst aktiv werden und die richtige Entscheidung für sich treffen. Doch es gibt verschiedene Situationen in unserem Leben, in denen Veränderungen nicht leicht fallen, schon gar nicht, wenn uns jemand das „liebe Rauchen" verleiden will. Manche Menschen denken auch, erfolgreiche Veränderungen seien eine anstrengende Sache. Dabei übersehen sie, dass sie schon manche schwierigen Erfolge ohne viel Mühe erreicht haben. Wie kann man nun erfolgreich Nichtraucher werden? Die richtige Antwort darauf lautet: indem man ein Ziel vor Augen hat. Und indem man sich zutraut, dieses Ziel zu erreichen. Wichtig ist dabei, dass es ein gutes Ziel sein darf. Und nicht rauchen zu müssen, wäre ein gutes Ziel! Sind Sie nicht auch schon einmal aufgewacht und haben sich vorgestellt, wie schön es wäre, morgens aufzustehen und den Tag ohne Zigaretten beginnen zu können? Wie es wäre, nicht jeden Tag viel Geld für ein Gift auszugeben, das Sie vielleicht umbringt? Wie es wäre, nicht jeden Tag 20, 30 oder sogar 40 Zigaretten rauchen zu müssen, um sich so zu fühlen, wie man sich als „Frischluftatmer" sowieso die ganze Zeit fühlen kann? Nämlich gut! Um dieses Ziel, das Nichtrauchen, erreichen zu können, ist es zum einen wichtig, das Rauchen zu verstehen. Zum anderen erreicht man Ziele leichter, wenn sie Spaß machen. Kann es Spaß machen, mit dem Rauchen aufzuhören? Ja, das kann es! Mit einer solchen inneren Einstellung ist die Motivation am höchsten und Sie müssen nicht gegen innere Widerstände kämpfen. Hoch ist sie auch, wenn Sie sich an erfolgreichen Vorbildern orientieren können. Außerdem winkt Ihnen ja eine tolle Belohnung: ein langes und glückliches Leben ohne Sucht, Angst und Gestank, mit Geld, das man sich durch das Aufhören spart, voll Stolz auf die eigene Leistung und Freiheit von Abhängigkeiten.

Ohne zu rauchen, fühlt man sich so, wie Nichtraucher sich immer fühlen: nämlich gut! Mit diesem Ziel vor Augen fällt es nicht schwer, mit dem Rauchen aufzuhören.

Eine sichere Entscheidung

In den folgenden Kapiteln wird jeder einzelne Baustein des Themas „Rauchen" der Reihe nach behandelt. Das Gesamtbild ermöglicht Ihnen dann, eine sichere Entscheidung zu treffen. Rauchen Sie bitte deshalb während der Lektüre so lange weiter, bis in Ihnen der klare Entschluss gereift ist, die Zigaretten wegzuwerfen. Je mehr Sie über das Rauchen erfahren, umso klarer wird auch Ihr Entschluss ausfallen. Eine sichere Entscheidung, in welche Richtung es zukünftig gehen soll, kann man allerdings nur dann treffen, wenn man alles über ein Thema weiß. Und wenn Sie sich dann entscheiden, dauerhaft und sicher zum Nichtraucher zu werden, setzen Sie diese Entscheidung ab sofort um, ohne ständig wieder darüber nachzudenken. Und Sie leben Ihr Leben ohne Zigaretten weiter. Das ist einfacher als vorher gedacht! Und wenn Sie die Erinnerung an Zigaretten zwickt, merken Sie kurz auf und freuen Sie sich darüber, dass Sie nicht mehr rauchen. Schon bald ist das „Frischluftatmen" so normal und alltäglich wie vorher das Rauchen.

Der richtige Zeitpunkt

Seit wie vielen Jahren nehmen Sie sich vor, mit dem Rauchen aufzuhören? Seit drei, fünf, sieben oder schon mehr als zehn Jahren? Wenn Sie es dann ernsthaft ausprobieren, stellen Sie fest, dass gerade jetzt eine ganz ungünstige Zeit ist, dem Qualmen „Adieu" zu sagen. Vielleicht folgt im nächsten halben Jahr ein weiterer Versuch, doch auch da passt es gerade wieder gar nicht. Insgeheim wissen Sie natürlich, dass der Zeitpunkt, wieder „Frischluftatmer" zu werden, immer der „genau richtige" ist.

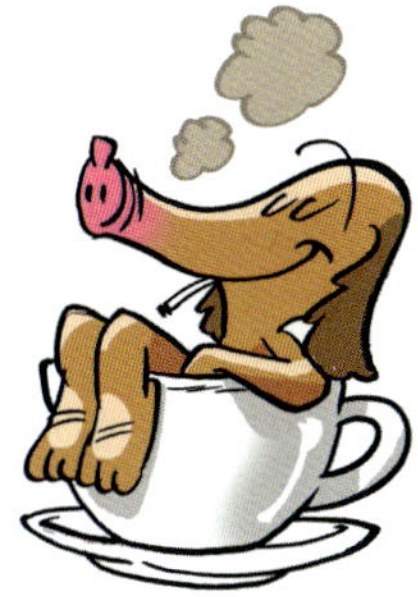

Schritt für Schritt zum Ziel

Im Grunde ist es bei allen Dingen im Leben gleich: Wenn man etwas richtig anpackt, klappt es; fängt man es falsch an, geht es schief. Also fasst man am besten als Erstes einen wichtigen Entschluss: „Ich will mit dem Rauchen aufhören!" Dabei ist es sinnvoll, vor dieser Entscheidung nicht den „großen Berg" zu sehen – denn davor schrecken viele Menschen zurück. Besser ist es, viele kleine Schritte zu betrachten. Und plötzlich gibt es keine unüberwindlichen Hindernisse mehr abzuarbeiten. Am besten fangen Sie gleich an und konzentrieren sich immer auf das, was direkt vor Ihnen liegt.

Auch wenn man mit dem Rauchen aufhören will, gilt: Schritt für Schritt. Man sollte sich immer auf das Nächstliegende konzentrieren. So gelingt es!

Ob Sie so wieder „Frischluftatmer" werden können? Natürlich! Ihr Ziel ist das Leben ohne Zigaretten, also ein Leben ohne Abhängigkeit. Und idealerweise wollen Sie das Ziel aus eigenem Interesse erreichen – und nicht, weil Ihr Partner, die Kinder oder der Hausarzt Sie dazu drängen.

Das Wichtigste auf einen Blick

Kann jeder mit dem Rauchen aufhören?
Egal, wie lange Sie rauchen, wie viel, ob Sie seit Jahrzehnten rauchen oder erst seit Kurzem oder vielleicht auch nur ab und zu, jeder kann mit dem Rauchen ohne Schwierigkeiten aufhören.

Warum ist eine sichere Entscheidung wichtig?
Wenn man eine klare Entscheidung im Kopf, ein klares Ziel vor Augen hat, weiß man genau, wohin mal will. Man geht sein Ziel mit einer größeren Zielstrebigkeit an und lässt sich nicht so schnell verunsichern und aus der Ruhe bringen.

Ich habe schon ein paar Mal versucht aufzuhören. Kann es trotzdem klappen?
Ja! Vielleicht fragen Sie sich in Ruhe, warum die bisherigen Versuche nicht geklappt haben. Beantworten Sie sich die Frage bitte ganz ehrlich! Und dann haken Sie es einfach als Vergangenheit ab. Vertrauen darauf, dass es dieses Mal klappen wird, und richten Sie ihre Aufmerksamkeit auf das, was kommen wird! Und Sie werden es schaffen!

Warum ist es wichtig, so viel wie möglich über das Thema Rauchen zu wissen?
Bei allen wichtigen Entscheidungen, wie z. B. einem Autokauf, versuchen wir, so viel wie möglich über das jeweilige Thema zu finden, um die bestmöglichste Entscheidung treffen zu können. Und genauso verhält es sich, wenn man mit dem Rauchen aufhören will. Oft denkt man als Raucher, schon alles über das Thema zu wissen. Leider ist hier das Wissen sehr selektiv, da man sich ja jahrelang dazu entschlossen hat, Raucher zu sein. Deswegen sollte man sich die Zeit nehmen und noch einmal in Ruhe alles Aspekte in sich aufzunehmen, um dann die richtige Entscheidung für sich treffen zu können.

Mein Ehepartner oder jemand anders drängt mich zum Aufhören.
Wie soll ich damit umgehen?
Ihr Partner sorgt sich um Sie, weil Sie ihm / ihr wichtig sind. Freuen Sie sich darüber! Dennoch muss die Entscheidung, mit dem Rauchen aufzuhören, alleine von Ihnen getroffen werden. Teilen Sie Ihrem Partner ganz klar mit, dass Sie darüber nachdenken, mit dem Rauchen aufzuhören und sich gerade mit dem Thema vertraut machen, aber nicht gedrängt werden wollen. Sie werden so auf großes Verständnis treffen. Vielleicht können Sie mit Ihrem Partner auch das Gelesene besprechen, so haben Sie noch eine gute Hilfe und einen weiteren Ansporn innerhalb Ihrer Familie.

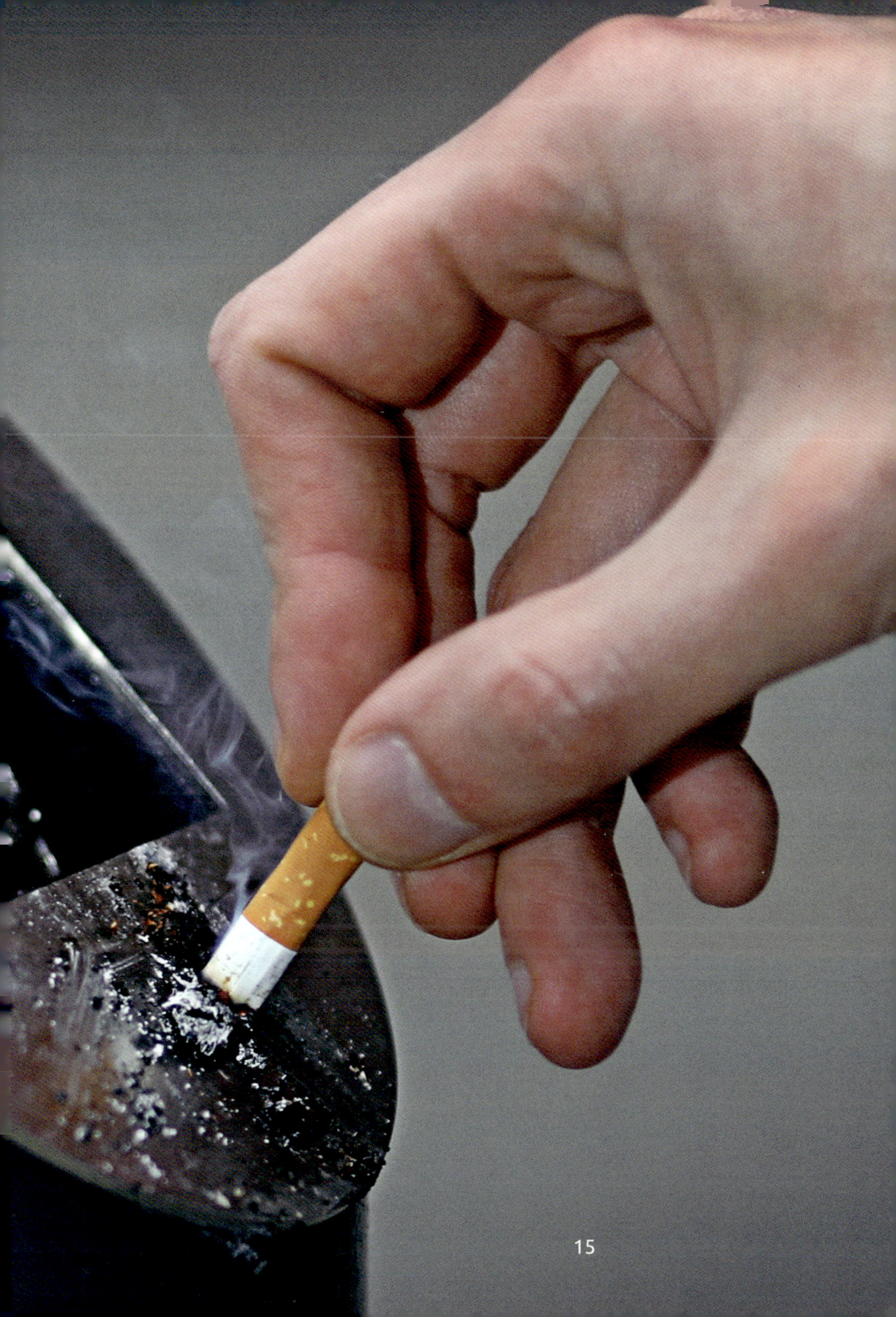

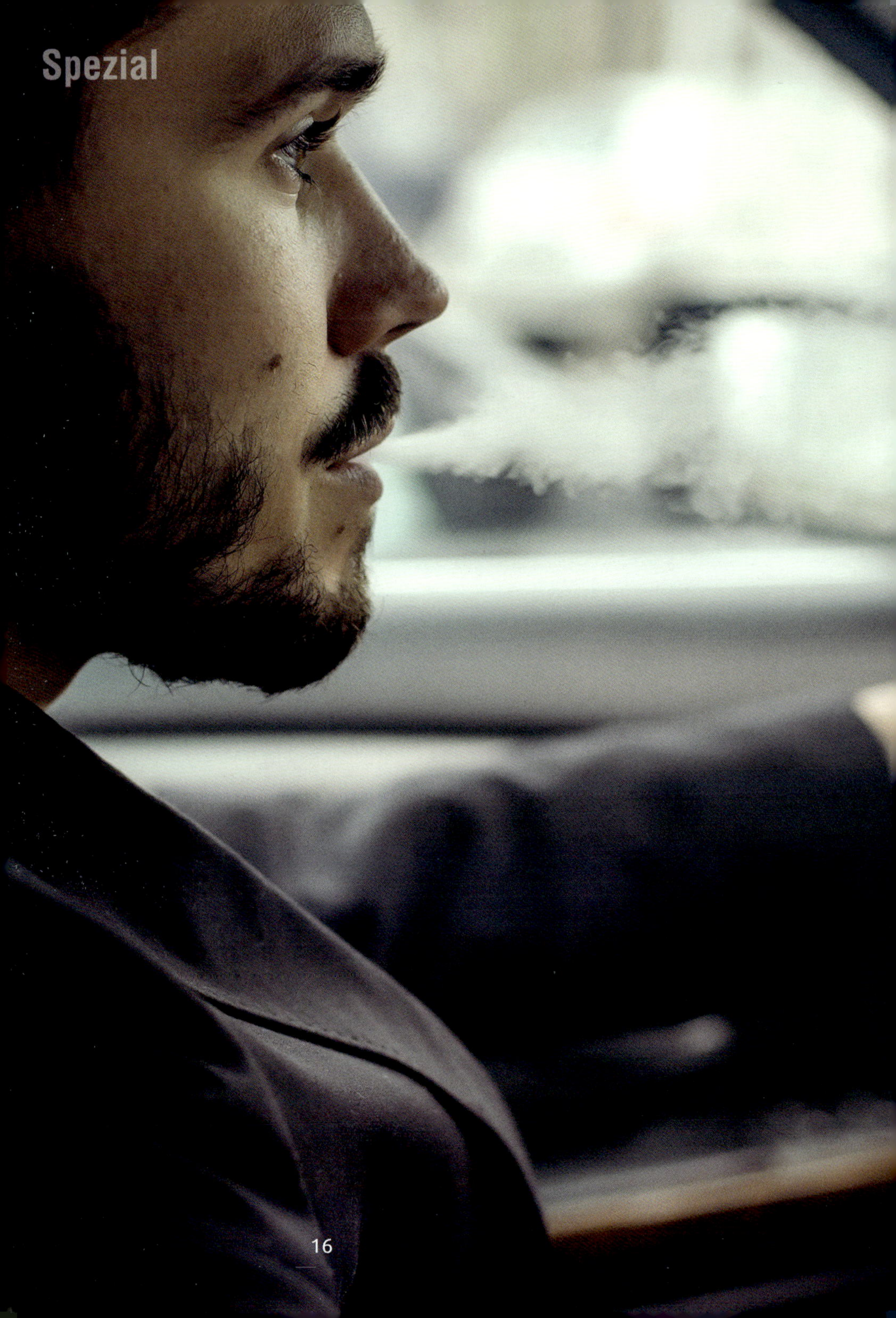

Rauchen im Auto

Viele Raucher sind es gewohnt, wie selbstverständlich im Auto zu rauchen, auch wenn Nichtraucher oder Kinder mitfahren. Oft empfand man als Kind selbst den Rauch im Auto als sehr unangenehm, meist wurde einem übel und man bat die Eltern, es doch bitte sein zu lassen. Als erwachsener Raucher hat man das Empfinden hierfür meist verloren und denkt sich, so schlimm kann das doch nicht sein. Tabakrauch ist mit Abstand der gefährlichste und zugleich am einfachsten vermeidbare Innenraumschadstoff. Eine ungefährliche Dosis von Tabakrauch gibt es nicht. Selbst nachdem lange nicht mehr geraucht wurde, bleibt eine hohe Schadstoffkonzentration, da Textilien und Oberflächen bestimmte Schadstoffkomponenten zunächst binden, die sie später wieder freisetzen.

Tabakrauchbelastung

Das Ausmaß der Tabakrauchbelastung in Autos unterscheidet sich von der Tabakrauchbelastung in geschlossenen Räumen. Einerseits ist die Belüftungsmöglichkeit in Autos größer, dafür ist der Innenraum um ein Vielfaches kleiner. Misst man die Luftpartikelkonzentration im stehenden Auto während des Rauchens einer Zigarette, erhält man einen Wert bei geschlossenem Fenster und ohne Lüftung von etwa 3.850 Mikrogramm pro Kubikmeter. Das übertrifft um ein Vielfaches die Werte, die man 2005 in deutschen Cafés oder Restaurants gemessen hat. Meist raucht man aber im fahrenden Auto und bei geöffnetem Fenster, so bekommt man in etwa den gleichen Durchschnittswert von 200 Mikrogramm pro Kubikmeter wie in den Cafés und Restaurants vor der Einführung des Nichtraucherschutzes.

Rauchverbot in Autos

Mittlerweile gibt es viele Länder, in denen das Rauchen im Auto verboten ist, wenn Kinder und Jugendliche mit im Auto sitzen. In manchen Ländern gilt dieses Rauchverbot sogar, wenn Schwangere mit im Auto dabei sind.

Folgende Länder haben bereits ein Rauchverbot in Autos: Australien, Großbritannien, Frankreich, Griechenland, Italien, Kanada, Südafrika, USA, Vereinigte Arabische Emirate und Zypern. In Deutschland gibt es dieses Gesetz bis heute nicht. (Herbst 2017)

Fakten rund ums Rauchen

Die Statistiken zum Rauchen wirken abschreckend. Aber das hilft nicht beim Aufhören. Vergessen Sie die Horrorszenarien! Für „Frischluftatmer" sind Horrorszenarien unwichtig .

Meist fängt man mit dem Rauchen in jungen Jahren an, ohne sich über die Konsequenzen je Gedanken gemacht zu haben. In erster Linie will man „dazu gehören". Erst wenn man aufhören will, fängt man an, sich mit dem Thema zu beschäftigen.

Zu Beginn ein paar Zahlen

Rund 25 Prozent der Menschen in Deutschland rauchen. Offiziell verqualmen die Raucher in Deutschland jeden Tag rund 206 Millionen Zigaretten, das entspricht einem Konsum von nur etwa 2,5 Zigaretten pro Kopf und Tag. Die meisten Raucher rauchen jedoch eine Schachtel am Tag, also etwa 20 Zigaretten – viel mehr. Ein gigantischer Berg Zigaretten wird dabei über Schwarzmarktkanäle an der Steuer vorbeigeschleust. Zigaretten sind somit der Deutschen liebste Droge. In Ausmaß und Folgen stellt das Rauchen jeden anderen Substanzmissbrauch in den Schatten. In Deutschland sterben jährlich zwischen 110.000 und 140.000 Menschen durch das Rauchen. Fast die Hälfte von ihnen ist keine 70 Jahre alt geworden. Nur 58 Prozent der Raucher erreichen das 70. Lebensjahr und nur 26 Prozent das 80. Lebensjahr, im Vergleich zu 81 Prozent bzw. 59 Prozent der Nichtraucher. Mehr als die Hälfte aller regelmäßigen Raucher stirbt vorzeitig an den Folgen des Tabakkonsums. Die Hälfte dieser Todesfälle geschieht zwischen dem 35. und 69. Lebensjahr. Im Durchschnitt verliert ein Raucher zehn Jahre an Lebenszeit – manche sterben sogar bereits im mittleren Alter. Jede fünfte Krebserkrankung wird in Deutschland dem Rauchen zugesprochen. 90 Prozent aller Lungenkrebsfälle bei Männern und 60 Prozent bei Frauen sind in Deutschland auf das aktive Rauchen zurückzuführen. Das Rauchen ist der Hauptrisikofaktor für Herz-Kreislauf-Erkrankungen, Durchblutungsstörungen, verfrühte Arteriosklerose, erhöhten Blutdruck und erhöhte Herzfrequenz, Schlaganfälle und chronische Lungenerkrankungen.

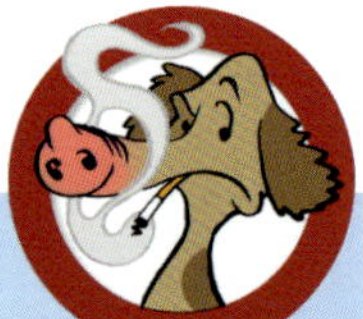

Risiko für das Ungeborene

Durch Tabakrauchbelastungen während der Schwangerschaft kommt es in erster Linie zu Mangelgeburten (Neugeborene mit zu niedrigem Geburtsgewicht). Auch das Risiko für eine Früh- oder Totgeburt ist erhöht. Dem Passivrauchen werden in Deutschland bis zur Hälfte aller plötzlichen Säuglingstode zugeschrieben.

Durch Passivrauchen sterben in Deutschland jedes Jahr mehrere Tausend Menschen. Tabakrauch ist der bedeutendste und gefährlichste vermeidbare Innenraumschadstoff und die größte Ursache von Luftverschmutzung in Innenräumen, in denen geraucht wird. Tabakrauch enthält über 4.800 verschiedene Substanzen. Bei den meisten ist noch nicht erforscht, wie schädlich sie wirklich sind, da die Messverfahren fehlen. Bei über 70 dieser Substanzen ist nachgewiesen, dass sie krebserregend sind. Jährlich werden über 170.000 Neugeborene bereits im Mutterleib den Schadstoffen des Tabakrauchs ausgesetzt. Dieser mütterliche Tabakkonsum bzw. die Tabakrauchbelastungen während der Schwangerschaft können sich bereits auf Ungeborene schädlich auswirken. Viele der im Tabakrauch enthaltenen Schadstoffe sind plazentagängig, d. h. sie können in den Blutkreislauf des Fötus eintreten. Die Hälfte aller Kinder unter sechs Jahren und etwa zwei Drittel aller Sechs- bis 13-Jährigen leben in einem Haushalt, in dem mindestens eine Person raucht. Schätzungsweise über acht Millionen Kinder und Jugendliche unter 18 Jahren leben in einem Haushalt mit mindestens einem Raucher. Da wird es einem ja Angst und Bange, werden Sie jetzt denken. Nur, Abschreckung hilft nicht beim Aufhören und hält kaum jemanden davon ab, mit dem Rauchen anzufangen. Vergessen Sie bitte all diese Statistiken! Freuen Sie sich lieber darauf, dass Sie all das in naher Zukunft – in Ihrem neuen Leben als „Frischluftatmer" – nicht mehr zu interessieren braucht.

Dem Passivrauchen werden in Deutschland bis zur Hälfte aller plötzlichen Säuglingstode zugeschrieben.

Die Tabakpflanze

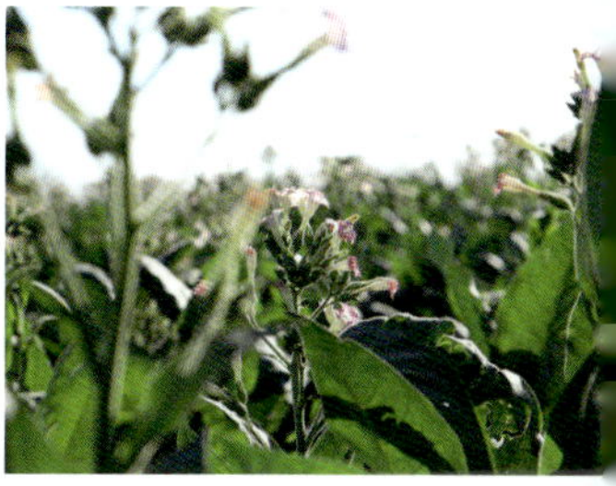

Tabak (Nicotiana) ist eine Pflanzengattung aus der Familie der Nachtschattengewächse (Solanaceae), zu der auch Kartoffel, Tomate und Tollkirsche gehören. Heutzutage sind 65 Tabaksorten bekannt. Deren gemeinsames Merkmal ist Nikotin, das nur Tabakpflanzen in ihren Wurzeln produzieren und in den Blättern einlagern. Nikotin ist ein sogenanntes Alkaloid. Alkaloide sind meist in Pflanzen vorkommende Stoffe, die häufig sehr giftig sind (u. a. auch Koffein, Kokain, Chinin und Morphin) und bestimmte Auswirkungen auf den menschlichen Organismus haben. Aus diesem Grund werden die Substanzen oft in Medikamenten eingesetzt. Sie können aber zu einer psychischen und körperlichen Abhängigkeit führen. Tabak ist deshalb eine relativ starke Droge. Der Rauch der Pflanze enthält außerdem zahlreiche krebserregende Substanzen sowie Kohlenmonoxid, Blei, Nickel, Kadmium, Aluminium, Benzol, Formaldehyd und viele weitere Gifte.

Verbreitung

Die Tabakpflanze stammt aus Mittel- und Südamerika. Sie wurde bereits vor 10.000 bis 15.000 Jahren verwendet. Die damals zumeist konsumierte Tabaksorte hieß Nicotiana rustica. Diese weist einen viel höheren Nikotingehalt auf als die heute in den Tabakwaren enthaltene Sorte Nicotiana tabacum. Ende des 15. Jahrhunderts gelangte der Tabak, eine unter vielen Beuteprodukten der Seefahrer und Eroberer, zunächst nach Spanien. Im Laufe der Jahre verbreitete sich die Pflanze in ganz Europa, später dann auch bis nach China und Japan.

Verwendung im Lauf der Geschichte

Es gab immer wieder Epochen, in denen das Rauchen als schick galt, und Zeiten, in denen das Rauchen untersagt war.

Die Tabakpflanze wurde in den einzelnen Ländern auf verschiedene Weise und aus unterschiedlichen Gründen verwendet. Es gab immer wieder Epochen, in denen das Rauchen als schick galt, und Zeiten, in denen das Rauchen untersagt wurde. Auf dem amerikanischen Kontinent wurden dem Naturprodukt Tabak heilende Kräfte nachgesagt, weshalb z. B. die Blätter der Pflanze zu medizinischen Zwecken auf Wunden gelegt wurden. Unter religiösen und kultischen Aspekten wurde Tabakrauch als seelisches Reinigungsmittel mit spiritueller Bedeutung betrachtet. Später galt die Tabakpflanze als Opfergabe an die Götter. In Nordamerika rauchten die Indianer den Tabak als Friedenspfeife. In Mittel- und Südamerika wurde der Tabak in gerollter Form geraucht, aber auch gekaut oder geschnupft. In Europa fand der Tabak zu Beginn hauptsächlich als Zierpflanze Verwendung. Im 16. und 17. Jahrhundert empfahlen Ärzte das Tabakrauchen gegen viele Krankheiten, da es als lang ersehntes Wundermittel erachtet wurde. Ende des 19. Jahrhunderts wurde die erste Maschine entwickelt, mit der mehr als 200 Zigaretten pro Minute hergestellt werden konnten. Von hier an war es nur noch ein kurzer Weg bis zur Massenproduktion der Zigarette. Eine Massenware wurde die Zigarette dann durch die beiden Weltkriege. Damals gab man den Soldaten die Zigarette mit an die Front, zur angeblichen Mutsteigerung. Nach dem Zweiten Weltkrieg war Tabak ein knappes Gut, und mit Zigaretten konnte man nun Handel treiben. Zigaretten wurden somit auch zur Tauschwährung.

Der Weg zu einem Leben als Raucher

Die erste Zigarette erlebt jeder in ganz unterschiedlichen Situationen. Vermutlich wurde sie heimlich geraucht, im Wald, im Keller oder irgendwo in einem Hinterhof. Andere haben ihre erste Zigarette gemeinsam mit Freunden geraucht, auf dem Schulhof, beim Sportfest oder im Schullandheim. Manche der Freunde konnten schon rauchen, andere waren genauso Anfänger wie man selbst. Was jedoch fast alle beim Rauchen der ersten Zigarette wieder vereint, sind das Gefühl und der Geschmack danach: Den meisten wird schwindlig, das Herz fängt an zu rasen und der Darm rumort. Manche müssen sich erst einmal hinsetzen, weil die Beine schwer werden, oder sich sogar übergeben. Obwohl die meisten ihre ersten Zigaretten nur paffen und den Rauch nicht bis in die Lungen einatmen, zeigt das Nikotin seine Wirkung: Denn schon jetzt geht das Gift über die Mundschleimhäute in das Blut und das Gehirn und verändert die Kommunikation zwischen den einzelnen Nervenzellen (s. S. 39 ff.).

Das Nikotin kann über die Mundschleimhäute, über den Magen-Darm-Trakt oder die Atmungsorgane aufgenommen werden.

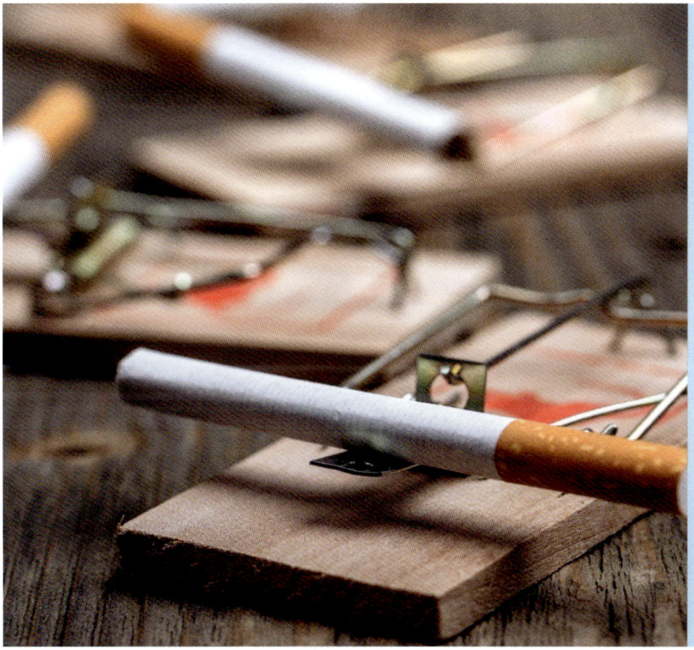

Das Produkt Nikotin

Heute ist aus dem Produkt Zigarette das Produkt Nikotin geworden. Durch neu entwickelte Herstellungsverfahren und zahlreiche Zusatzstoffe und Beimengungen, die die Suchtsteigerung zum Ziel haben, hat sich die Zigarette zu einem hochtechnologischen, gefährlichen Nikotinverabreichungsprodukt gewandelt.

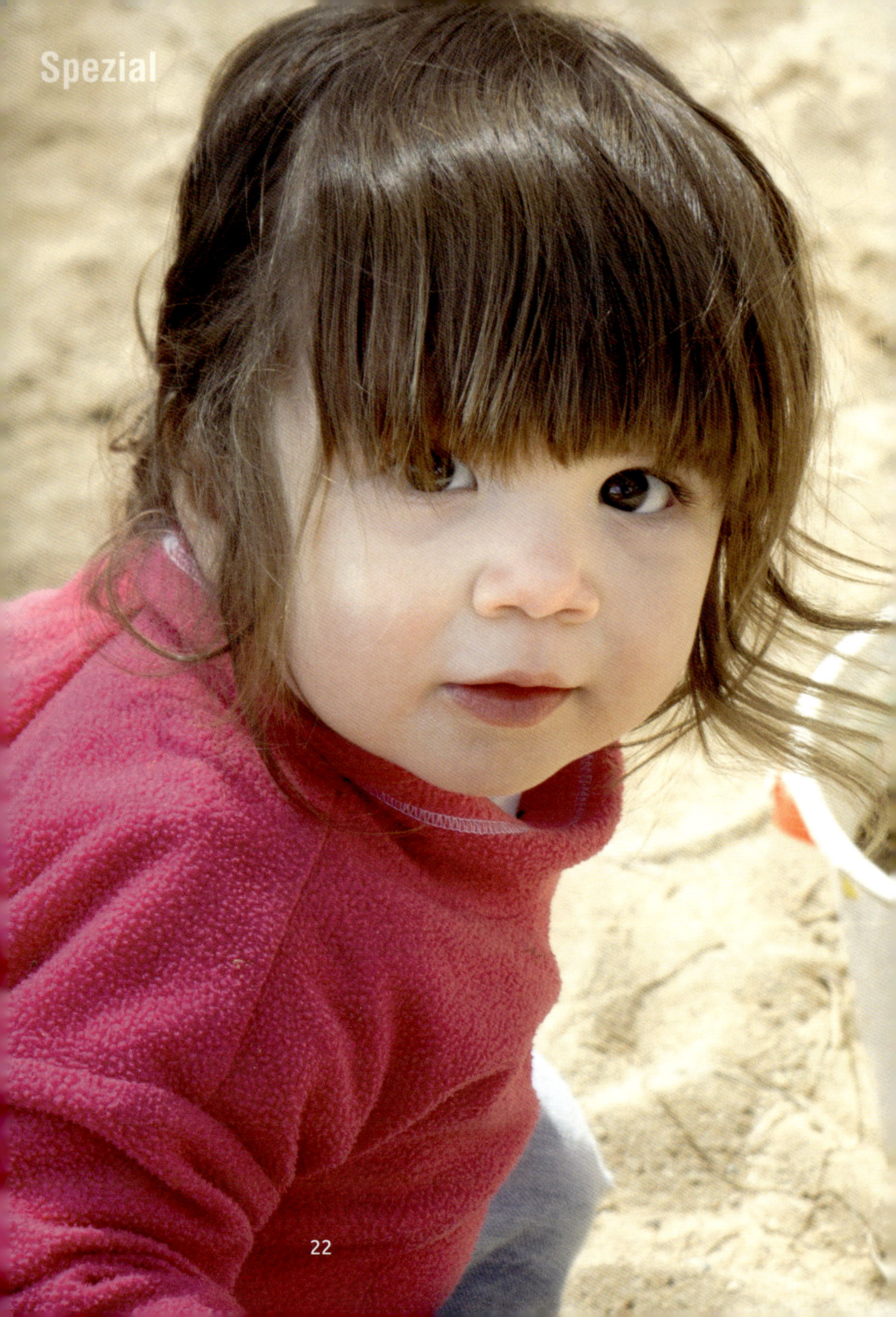

Rauchfreie Spielplätze

Wenn man sich Spielplätze anschaut, findet man überall sorglos liegen gelassene Zigarettenstummel. Oft stehen auch rauchende Eltern am Rand des Sandkastens und schauen mit der Zigarette im Mund ihren Kindern beim Spielen zu. Zudem treffen sich abends oft Jugendliche an Spielplätzen und lassen leider auch ihre Kippen auf dem Boden zurück.

Gefahr für die Kleinen

Welche Gefahr davon ausgeht, wird unterschätzt! Zigarettenstummel bestehen aus Resttabak und Filter. Je nach Umweltbedingungen können Zigarettenstummel mehrere Monate bis Jahre in der Umwelt überdauern. Die Filter können bis zu 50 Prozent des Teers aufnehmen. Zudem sammeln sich dort toxische und krebserzeugende Substanzen in hoher Konzentration. Wenn Kinder ein bis drei Zigarettenstummel verschlucken, kann das zu Vergiftungserscheinungen wie Übelkeit, Erbrechen und Durchfall und im schlimmsten Fall sogar zum Tod führen. Leider sind Fälle von verschluckten Zigarettenstummeln nicht selten.

Schlechte Vorbilder und Rauchverbote

Auch stellen rauchende Personen ein schlechtes Vorbild dar. Die Kinder lernen von klein auf, wie „normal" das Rauchen zum Alltag dazugehört. Das Deutsche Kinderhilfswerk und viele Ortsverbände des Deutschen Kinderschutzbundes fordern daher ein generelles Rauchverbot auf Spielplätzen. Laut einer Umfrage aus dem Jahr 2007 befürworten 85 Prozent der deutschen Bevölkerung ein solches Gesetz. Die Gesetzgebung für rauchfreie Spielplätze liegt in der Hand der Länder und der Kommunen. Bayern, Brandenburg, das Saarland und verschiedene Städte wie z. B. Heidelberg, Köln, Bottrop und Wolfsburg haben solche Gesetze. Studien zeigten: An den Spielplätzen, an denen ein gut sichtbares Rauchverbotsschild angebracht war, gab es deutlich weniger bis gar keine Zigarettenstummel als dort, wo es kein Verbotsschild gab.

Warum beginnt man zu rauchen?

Kinder und Jugendliche

Die meisten fangen mittlerweile im Alter zwischen zehn und 15 Jahren mit dem Rauchen an.

Die meisten Raucher haben ihre erste Zigarette als Jugendliche probiert. Wenn man bis zu seinem 20. Lebensjahr nicht geraucht hat, besteht statistisch gesehen eine hohe Wahrscheinlichkeit, dass man nie der Nikotinsucht verfällt. Es gibt verschiedene Gründe, warum Kinder und Jugendliche mit dem Rauchen anfangen: Sie möchten die Welt des „Kindseins" verlassen und sich der Welt der Erwachsenen nähern. Sie möchten zu einer bestimmten Gruppe Gleichaltriger dazugehören. Sie haben Vorbilder, die ihnen überall begegnen mit der Botschaft: „Rauchen ist cool! Raucher sind sexy!" Während die Eltern die Nachahmung ihres Rauchverhaltens eher ungern sehen, geht von Gleichaltrigen oft ein Gruppenzwang zum Rauchen aus. Rauchende Jugendliche haben überwiegend Freunde, die ebenfalls rauchen. Das gemeinsame Rauchen kann innerhalb einer Clique Statusunterschiede ausgleichen. Diese Gruppen sind dabei nicht nur auf etwas Gemeinsames und Verbindendes ausgerichtet, sondern auch auf die Unterscheidung von anderen. Durch das Rauchen einer bestimmten Marke lässt sich nämlich das eigene Selbstverständnis hervorheben: die selbstbestimmten Individualisten, die mutigen Abenteurer etc. Zigaretten dürfen in Deutschland seit dem 1. September 2007 erst an 18-jährige verkauft werden. Rauchen ist deshalb für viele Kinder und Jugendliche ein Zeichen des Erwachsenseins – sie entwickeln das gedankliche Ziel, endlich auch zur Welt der Erwachsenen zu gehören, indem sie rauchen. Rauchen bedeutet für viele Minderjährige auch ein Auflehnen gegen die Verbote der Erwachsenen. Doch wie kommt man überhaupt an die erste Zigarette? Man schnorrt sie sich von Freunden oder klaut sie heimlich von den Eltern oder Großeltern. Dann ist es wie eine Mutprobe, die man bestehen muss: den Hustenreiz überwinden und der Giftwirkung des Nikotins trotzen.

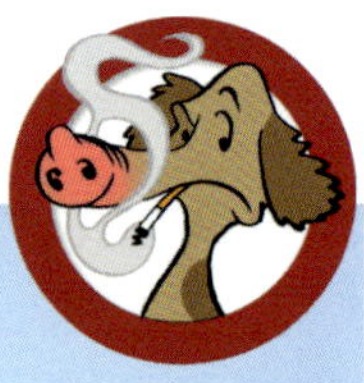

Erste Erfahrungen

Alle, die anfangen zu rauchen, erleben dasselbe: Es wird ihnen schwindlig, manche müssen sich sogar hinsetzen – und das, obwohl meistens erst nur gepafft wird. Doch das Nikotin zeigt auch dabei seine Wirkung!

Erwachsene

Doch auch für Erwachsene stellen Tabakprodukte eine Möglichkeit dar, sich einer sozialen Gruppe oder Schicht zugehörig zu zeigen. Ob man Zigaretten, Zigarren, Zigarillos oder Pfeife raucht – immer rückt man sich in die Nähe einer bestimmten

Rolle, in der man sich selbst gern sähe: der bei dem weiblichen Geschlecht erfolgreiche Draufgänger, der beruflich erfolgreiche Unternehmer, die unabhängige und emanzipierte Geschäftsfrau, der kreative Denker und Lenker etc. Grundsätzlich kann man sagen, dass die meisten Menschen mit dem Rauchen anfangen, weil in ihrer Umgebung bereits andere geraucht haben! Sie hatten rauchende Vorbilder.

Stellen Sie sich vor, Sie pusten einem Kind oder einem Hund Rauch ins Gesicht. Dann würden Sie die normale Reaktion auf das Zeug sehen: Augen zu, Mund zu, Gesicht verziehen, wegdrehen.

Wer sind die Vorbilder?

Jeder hat Vorbilder: andere Menschen, von denen man etwas abschauen und lernen kann – sei es bewusst oder unbewusst –, Menschen, die einem imponieren, Menschen, denen man nacheifern will, weil man sie oder gewisse Eigenschaften an ihnen bewundernswert findet. Kinder lernen durch das Nachahmen der Menschen in ihrer Umgebung, ihrer Eltern, Geschwister, Großeltern und Freunde. So erfahren sie, wie die Welt funktioniert. Sie lernen, wie man mit Messer und Gabel umgeht, wie man mit anderen Menschen kommuniziert, was gut für sie ist und was eher schlecht. Sie wissen, wem sie vertrauen und bei wem sie besser ein wenig vorsichtig sein sollten. Im Lauf der Jahre gewinnt man Freunde und Bekannte, die einen ebenfalls beeinflussen und deren Verhaltensweisen oder Ansichten man teilweise übernimmt. Auch Musiker, Sänger, Schauspieler oder Politiker, erfolgreiche Menschen, die mit ihrem Tun etwas bewegen können, faszinieren. Und man lässt sich natürlich – oft ungewollt – von Werbung und Werbebotschaften beeinflussen. Aber was ist, wenn viele dieser Vorbilder Raucher sind? Wenn die Eltern und Großeltern sowie die größeren Geschwister rauchen? Und wenn die Freunde bereits angefangen haben zu rauchen, bevor man sie kannte? Auch Stars werden oft rauchend in Zeitschriften oder im Fernsehen gezeigt. Ständig wird man mit Werbung von gut aussehenden, glücklichen Rauchern konfrontiert. Was lernt man daraus und woran glaubt man irgendwann dann auch ganz fest? Rauchen ist doch völlig normal!

Was sagen die Vorbilder?

Bevor Sie mit dem Rauchen anfingen, haben da Ihre rauchenden Mitmenschen zu Ihnen gesagt: „Komm, probier doch endlich mal eine Zigarette, die schmeckt wirklich toll und tut dir sicher gut!" Nein! Die Raucher warnen Sie vielmehr vor Zigaretten. Sie sagen:

Warnungen und Verbote helfen nicht. Vielmehr schüren sie die Neugier. So ist es auch beim Rauchen. Die erste Zigarette wird meist heimlich geraucht – eben gerade weil es verboten ist.

„Fang gar nicht erst an. Das ist eine echte Sucht und du kommst später nicht mehr so leicht davon los!" Das ist das Paradoxe daran: Selbst rauchen sie, weil es angeblich Spaß macht, entspannt, schmeckt, guttut, Pausen versüßt, beim Denken hilft, gesellig ist, Belohnung bedeutet, gut aussieht und in bestimmten Situationen auch noch Halt gibt. Aber anderen empfehlen wollen sie das Rauchen nicht, nein, sie warnen sogar ausdrücklich davor. Erinnern Sie sich an Ihre Jugend? Wie sind Sie vorgegangen, als Ihre Eltern Ihnen etwas verboten haben? Man hat so getan, als würde man die Verbote befolgen. Sobald man aber unbeaufsichtigt war, musste das Verbotene sofort ausprobiert werden. Denn man wollte ja herausfinden, weshalb es verboten wurde – es konnte ja nur etwas ganz Tolles sein! Vielleicht kennen Sie das auch bereits von Ihren eigenen Kindern.

Verbote sind eher kontraproduktiv. Verbietet man etwas oder wird einem selbst etwas verboten, wird der Reiz verstärkt, es unbedingt ausprobieren zu wollen. Das liegt in der Natur des Menschen. Und oft folgt man der Einstellung: Verbote sind dazu da, umgangen zu werden! Wie wirken Verbote oder Warnungen rund ums Rauchen auf Jugendliche? Halten sie die Jugendlichen davon ab, es ausprobieren zu wollen? Nein, natürlich nicht. Der Reiz des Verbotenen wirkt auch hier. Der Wunsch, etwas zu tun, was einem verboten wurde, wovor gewarnt wird, ist einfach zu groß. Deswegen haben Warnungen und Verbote auch hier kaum Wirkung! Der Nervenkitzel, die verbotenen Zigaretten zu rauchen, ist einfach größer.

Was verknüpft man mit dem Rauchen?

Rauchen macht stark!

„Rauchen macht stark, man fühlt sich selbstbewusst, hat sein Leben im Griff und kann alles mit Gelassenheit sehen." Kennen Sie die Werbung mit dem Cowboy, die genau das vermittelt? Sie zeigt einen willensstarken Mann, der alle Situationen der rauen Wildnis meistert und selbstbestimmt im wilden Westen lebt. Was für eine bewundernswerte, mutige Persönlichkeit! Auch die rauchenden Vorbilder in der eigenen Umgebung wirken meist gefestigt. Zumindest machen sie immer den Anschein, als

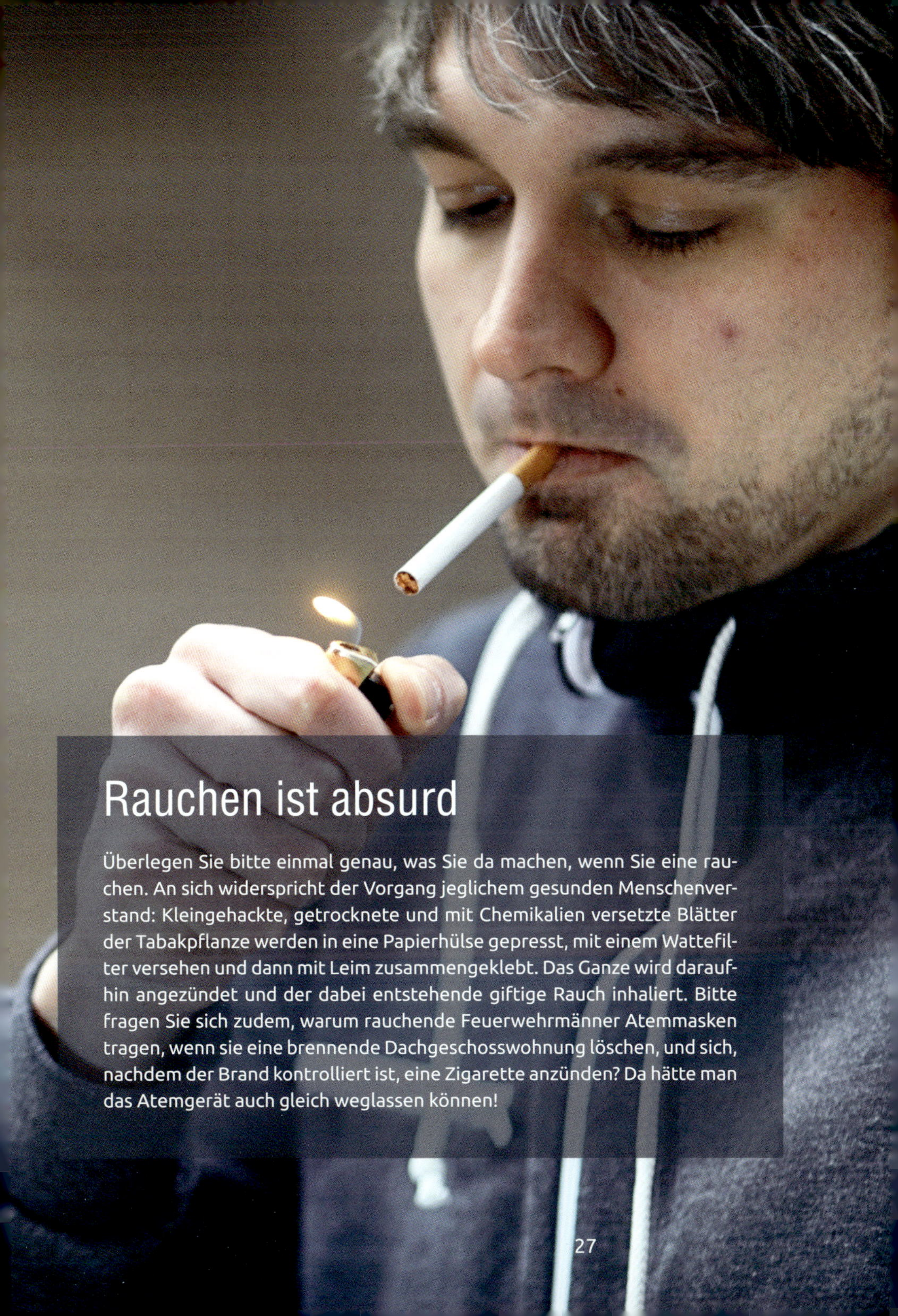

Rauchen ist absurd

Überlegen Sie bitte einmal genau, was Sie da machen, wenn Sie eine rauchen. An sich widerspricht der Vorgang jeglichem gesunden Menschenverstand: Kleingehackte, getrocknete und mit Chemikalien versetzte Blätter der Tabakpflanze werden in eine Papierhülse gepresst, mit einem Wattefilter versehen und dann mit Leim zusammengeklebt. Das Ganze wird daraufhin angezündet und der dabei entstehende giftige Rauch inhaliert. Bitte fragen Sie sich zudem, warum rauchende Feuerwehrmänner Atemmasken tragen, wenn sie eine brennende Dachgeschosswohnung löschen, und sich, nachdem der Brand kontrolliert ist, eine Zigarette anzünden? Da hätte man das Atemgerät auch gleich weglassen können!

wenn sie wüssten, was zu tun ist und wo es langgeht. Sie haben die Lebenserfahrung, die einem selbst noch fehlt. Zudem haben sie wegen ihres Alters eine stärkere körperliche Statur. Sie haben Kraft und treten dem Leben mit einer gewissen Gelassenheit entgegen. Das Rauchen unterstreicht dies alles noch. Und man denkt sich: „Genauso will ich auch einmal sein, wenn ich so alt bin!"

Rauchen beruhigt und schmeckt!

„Rauchen beruhigt und entspannt." Das jedenfalls vermitteln viele Alltagssituationen von Rauchern. Wie war das damals, als die Mutter am Herd stand und das Essen zubereitete? Gleichzeitig beantwortete sie die Fragen der Kinder, und zwischendurch klingelte auch noch das Telefon. Irgendwann platzte ihr der Kragen. Sie war von der Vielzahl der Aufgaben überfordert. Und in solchen Momenten sagte sie dann oft: „Stopp! Lasst mich jetzt alle mal in Ruhe, ich brauche eine Auszeit!" Dann zog sie sich zurück, setzte sich in Ruhe hin und rauchte genüsslich ihre Zigarette. Danach ging es ihr offensichtlich besser. Sie wirkte entspannter, beruhigter – einfach glücklicher. Oder wenn der Vater abends nach einem anstrengenden Arbeitstag nach Hause kam, dann war es oberstes Gebot, ihn erst einmal in Ruhe zu lassen. Bevor man ihm von den Erlebnissen des Tages erzählen durfte, setzte er sich auf seinen Lieblingssessel und rauchte erst einmal seine Zigarette – mit offensichtlichem Genuss und um sich von all dem Stress in der Arbeit zu erholen. Diese festen Rituale erleben Heranwachsende tagtäglich. Sie lernen zu verstehen, dass die Zigarette in stressigen Situationen eine Quelle der Ruhe ist. Oft sind es dann sogar die Kinder selbst, die den Eltern eine Zigarette anbieten, wenn sie merken, dass die Stimmung gereizt ist: „Hier hast du eine Zigarette, Papa. Rauch die mal, die wird dich beruhigen!" Aber wird sie ihm denn auch schmecken? Den Geschmack einer Zigarette zu beschreiben, ist nicht leicht. „Frischluftatmer" können mit dem Geruch oder Geschmack einer qualmenden Zigarette nichts Positives verbinden. Für Raucher hingegen bedeutet es Genuss. „Es ist ein ganz besonderes Empfinden, Rauch zu inhalieren. Es schmeckt einfach." Das sagen die Raucher, erklären können sie es aber auch nicht.

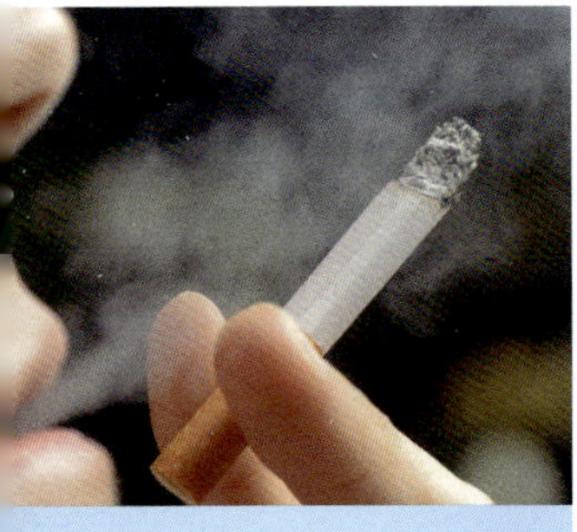

Die Zigarette danach

Raucher genießen das Rauchen. Sie lieben v. a. die besonderen Zigaretten des Tages: am Morgen die erste direkt nach dem Aufstehen, die in der Kaffeepause bei der Arbeit, die Zigarette nach einem üppigen Mittagessen oder abends zum Glas Wein.

Rauchen macht schlank!

In einer Welt, in der die Schönheitsideale schlanke, jugendliche und immer gut gelaunte Menschen sind, ist die Angst zu versagen groß. Dicksein ist verpönt, man will so aussehen wie die schönen Models in den Zeitschriften. Schon sehr früh hört man von rauchenden Erwachsenen, dass rauchen gut ist, um das Gewicht zu halten, um den Appetit zu zügeln, wenn der Heißhunger zu groß wird. „Hör nicht mit dem Rauchen auf, sonst nimmst du zu und passt nicht mehr in deine Sachen."

Rauchen ist cool!

Coolness ist alles, und die Raucherclique gilt oft als besonders cool.

Reift man vom Kind zum Jugendlichen, ist das Leben großen Umstellungen unterworfen. Man wird sich seiner Umwelt und der Gesellschaft, in der man lebt, immer mehr bewusst, die Sexualität nimmt eine wichtigere Stellung im Leben ein, schulisch werden Weichen für das weitere Leben gestellt – es ist eine Zeit der ständigen Veränderung und der großen Unsicherheit. Um diese Unsicherheit zu verbergen, suchen viele Jugendliche die Zugehörigkeit zu einer Gruppe, in der sie sich mit anderen Gleichaltrigen identifizieren können. Außerdem wollen sie sich abgrenzen von Eltern, Lehrern oder älteren Geschwistern. Es darf aber nicht irgendeine Gruppe sein, man will auf keinen Fall zu den Strebern oder Verlierern gehören, sondern beliebt und anerkannt sein. Man hat das Bedürfnis nach Akzeptanz, Coolness, Dazugehörigkeit und Halt. Der Raucherclique gehören immer die „Cooleren" und „Beliebteren" an. Sie grenzen sich eindeutig von den spießigen Nichtrauchern ab und zeigen ihre Meinung deutlich: „Auf was diese armen Nichtraucher alles verzichten müssen!"

Raucher haben Kontakt!

„Rauchen ist eine gesellige Sache", sagen die Raucher. Egal, wo sie sich treffen, ob in der Kneipe, im Restaurant, auf dem Sportfest, an der Bushaltestelle oder im Freibad – jede Begegnung beginnt mit dem gleichen gemeinsamen Ritual: Zigaretten raus, anzünden, tief inhalieren und gemeinsam mit den anderen genüsslich rauchen. Als Raucher ist man sehr gern unter seinesgleichen, und wenn auch noch dieselbe Marke geraucht wird, fühlt man sich direkt verstanden und zugehörig – eben unter Freunden. Wo ist denn auf Partys am meisten los? Natürlich

Raucher sehen sich selbst als geselliger an: Ob man um Feuer bittet oder eine Zigarette verschenkt – Rauchen bekommen in ihren Augen schneller Kontakt als Nichtraucher.

bei den Rauchern in der Küche! Außerdem sind Zigaretten der perfekte Eisbrecher: Mit Sätzen wie „Haben Sie mal Feuer?", „Ist das eine neue Marke?" oder „Ich bin jetzt auf Menthol umgestiegen" werden unangenehme Momente beim Kennenlernen überbrückt. Der erste Gesprächsstoff ist schnell gefunden, die anfängliche Kontaktscheue rasch überwunden. Man bestätigt sich, wie gut die Zigarette schmeckt – und wie toll die Raucher im Allgemeinen, welche Langweiler und Einzelgänger die Nichtraucher sind. Raucher sehen sich selbst als geselliger an: Ob man um Feuer bittet oder eine Zigarette verschenkt – Raucher bekommen in ihren Augen schneller Kontakt als Nichtraucher!

Rauchen macht erwachsen!

Als Jugendlicher kann man es kaum erwarten, sein Leben endlich selbst bestimmen zu können, endlich alt genug zu sein, um den Führerschein zu machen, endlich Auto zu fahren oder al-

Die erste Zigarette

Heimlich, aber ganz stolz, zündet man sich die erste Zigarette an, zieht den Rauch in die Mundhöhle, pafft. Kommt man dann nach Hause, meldet sich das schlechte Gewissen. Hoffentlich riechen die Eltern es nicht! Es werden Kaugummis gekaut, Bonbons gelutscht und die Zähne geputzt. Sollten die Eltern es doch riechen, findet sich schnell eine Ausrede: „Nein, ich habe nicht geraucht. Die Kneipe war so verraucht!"

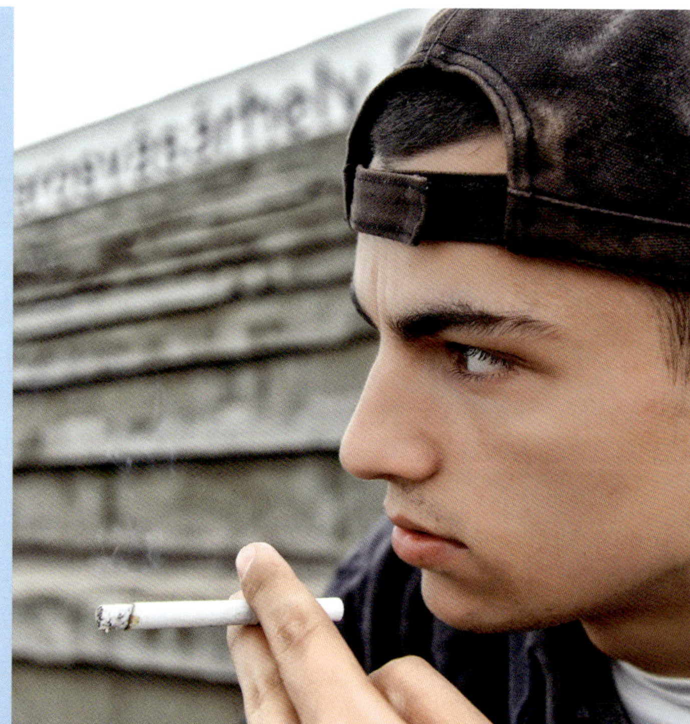

lein den Urlaub genießen zu können. Unabhängig von den Eltern zu sein. Frei sein! Im Alter von 14 oder 15 erscheint die Volljährigkeit in weiter Ferne, und es dauert noch einige Jahre, bis es endlich so weit ist. Keiner kann die Zeit einfach vordrehen – das Rauchen aber vermittelt einem das Gefühl, erwachsener und reifer zu sein.

„Willst du auch eine rauchen?"

„Willst du auch eine rauchen?" Irgendwann hört man diese Frage zum ersten Mal. Und dann lässt man sich nicht lange bitten und greift zu. Alles, was verboten ist, wird schließlich erst dadurch richtig interessant und erstrebenswert. Mit Herzklopfen und abenteuerlustig wird sie dann angezündet, die erste Zigarette!

Viele Jugendliche sehnen sich nach der großen Freiheit. Das Rauchen gaukelt ihnen vor, sie seien bereits erwachsen.

Der heimliche Beginn, das erste Mal

Wo haben Sie angefangen? Zu Hause bei der Familienfeier? Hat Ihr Vater gesagt: „Kind, nimm mal eine, das wird dir guttun!"? Sicher nicht! Wenn man anfängt zu rauchen, tut man dies nicht vor den Eltern, da diese es verbieten würden. Also fängt man heimlich damit an. Allein oder mit anderen auf dem Schulhof, im Wald, in der Jugendkneipe, bei Sportveranstaltungen, in der Disco. Die ersten Zigaretten schnorrt man sich meist von Freunden oder klaut sie heimlich von den Eltern, manchmal sogar schon halb gerauchte Zigaretten aus dem Aschenbecher. Oder man gründet „Zigarettenzweckgemeinschaften", d. h. drei Freunde kaufen sich zusammen eine Schachtel und einer verwahrt sie. Geraucht wird dann gemeinsam, bis die Schachtel verbraucht ist.

War es lecker?

Erinnern Sie sich noch an Ihre erste Zigarette und was diese in Ihrem Körper ausgelöst hat? Der erste Zug an einer Zigarette hat nur scheußlich geschmeckt. Erinnern Sie sich an Schwindel, Herzrasen, Übelkeit, weiche Knie oder an ein Rumoren im Darm? Manch einer muss sich übergeben oder wird sogar ohnmächtig. All dies sind Zeichen einer Nikotinvergiftung. Der menschliche Organismus erkennt die Nikotinmoleküle als Gift – und wie bei jedem Gift ist er bemüht, es schnellstmöglich wieder aus dem

Viele Jugendliche sehnen sich nach der großen Freiheit. Das Rauchen gaukelt ihnen vor, sie seien bereits erwachsen.

Körper hinauszutransportieren. Aus diesem Grund werden die meisten Raucher ihre ersten Zigaretten nur paffen und den Rauch nicht bis in die Lunge ziehen. Das Nikotin geht allerdings schon jetzt über die Mundschleimhaut in das Blut und von dort aus innerhalb von sieben bis zehn Sekunden in das Gehirn. Manche Raucher behaupten, ihre erste Zigarette habe gut geschmeckt. Dies kann verschiedene Gründe haben:

Üben, üben, üben

Am Anfang, bei den ersten Zigaretten, hat man das Gefühl, etwas falsch zu machen, weil man den Rauch nur bis in die Mundhöhle zieht. Insgeheim weiß man auch, dass Paffen nicht gleich Rauchen ist. Wenn dann ein „richtiger Raucher" bemerkt: „Hey, du

Der Geschmack beim ersten Zug

Die erste Zigarette schmeckt nicht. Da man aber cool sein und der Raucherclique angehören will, reißt man sich zusammen. Wenn ein gesunder, bisher nikotinfreier Körper das Nervengift Nikotin zum ersten Mal aufnimmt, reagiert er mit Schwindelgefühlen, Kopfschmerzen, oft sogar mit Übelkeit. Man fragt sich unwillkürlich: Wie machen die Raucher das nur, damit das schmeckt?

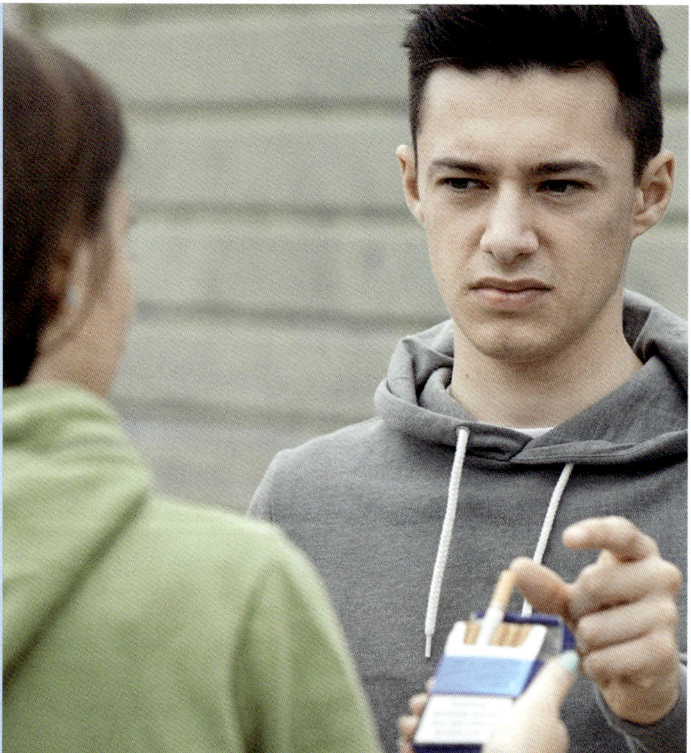

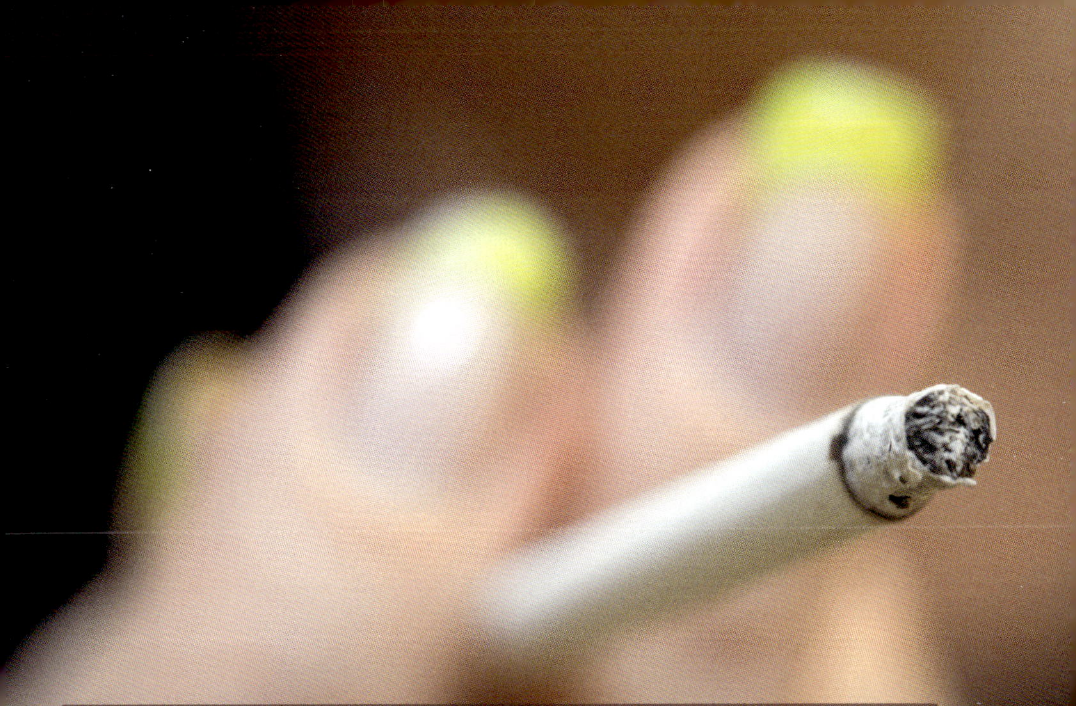

War die erste Zigarette wirklich gut?

Vielleicht war die Situation so spannend und man verwechselt den vermeintlich „guten Geschmack“ einfach nur mit der „guten Situation“.

Oder man hat bei der ersten Zigarette eine Mentholzigarette erwischt. Hierbei werden die Lungen ausgetrickst“, der giftige Rauch wird leichter aufgenommen und verhindert ein zu starkes Husten. Dabei hat man das Erlebnis: „Rauchen ist ja gar nicht so schwer.“

Andere rauchen ihre erste Zigarette auf einer Party und haben schon ein paar alkoholische Drinks zu sich genommen. Alkohol betäubt, weshalb man die Vergiftungserscheinungen des Nikotins nicht mehr richtig mitbekommt und diese als „angenehmen Schwindel“ spürt.

Außerdem gibt es Menschen, deren körperliche Konstitution einfach stärker ist als die der meisten anderen und deren Organismus mit dem starken Gift besser umgehen kann.

rauchst ja gar nicht richtig. Du paffst ja nur!", ist das sehr peinlich! Also fängt man an zu inhalieren, immer ein Stück tiefer. Man macht seine ersten Lungenzüge, zwingt sich, den Rauch in die Lungen zu bekommen, obwohl der extrem unangenehm ist.

Dennoch bleibt man dabei, immer und immer wieder zur Zigarette zu greifen und kontinuierlich zu üben. Und siehe da: Von Mal zu Mal wird es einfacher. Der Husten wird seltener, die Lungen sind weniger irritiert. Und endlich schafft man es, eine Zigarette komplett auf Lunge zu rauchen – ohne zu husten.

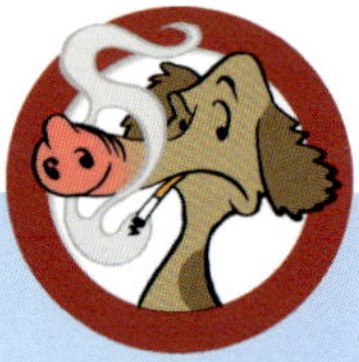

Übung macht den Meister

Warum denkt man nach der ersten Zigarette nicht: „Mann, was wird da für ein Gift verkauft! Mit so was verdienen Leute ihr Geld, und die dürfen das?" Es wäre die normale und richtige Reaktion. Nein! Die meisten sagen sich: „Das schaffe ich auch!" – und üben weiter.

Endlich beginnt das Rauchen zu „schmecken"

Und eines Tages beginnen die Zigaretten zu „schmecken", und man weiß: „Ich kann jetzt rauchen!" Diese Situation fühlt sich ziemlich gut an, man ist stolz, endlich hat man eines dieser Erwachsenengenussmittel für sich entdeckt. Man denkt bei sich: „Jetzt gehöre ich endlich zu den richtigen Rauchern. Paffen ist nur was für Anfänger! Richtig uncool!" Und wenn man dann die erste eigene Schachtel Zigaretten am Kiosk kauft, ist das eine tolle Sache, auf die man auch ein bisschen stolz ist.

Was man jetzt noch nicht weiß: In dem Moment, in dem das Rauchen guttut, hat sich der Körper umgestellt. Von dem Zeitpunkt an ist die Falle zugeschnappt. Der Körper ist süchtig geworden. Schon nach kurzer Zeit, oft nur nach wenigen Wochen, hat sich das „nur mal Ausprobieren" zu einer Nikotinsucht gewandelt. Das Nikotin erzeugt in unserem Gehirn die erste Illusion: Rauchen schmeckt gut und ist ein Genuss.

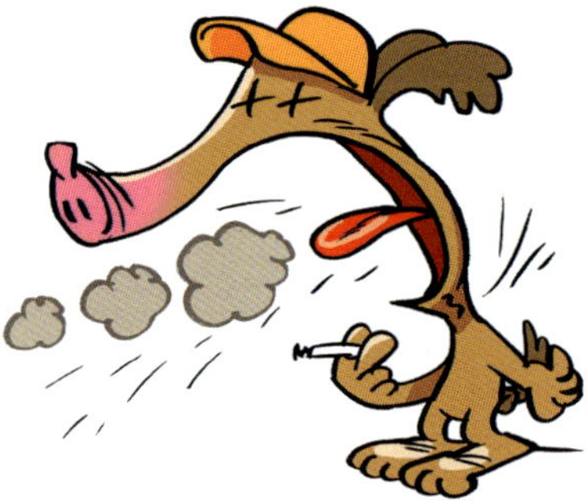

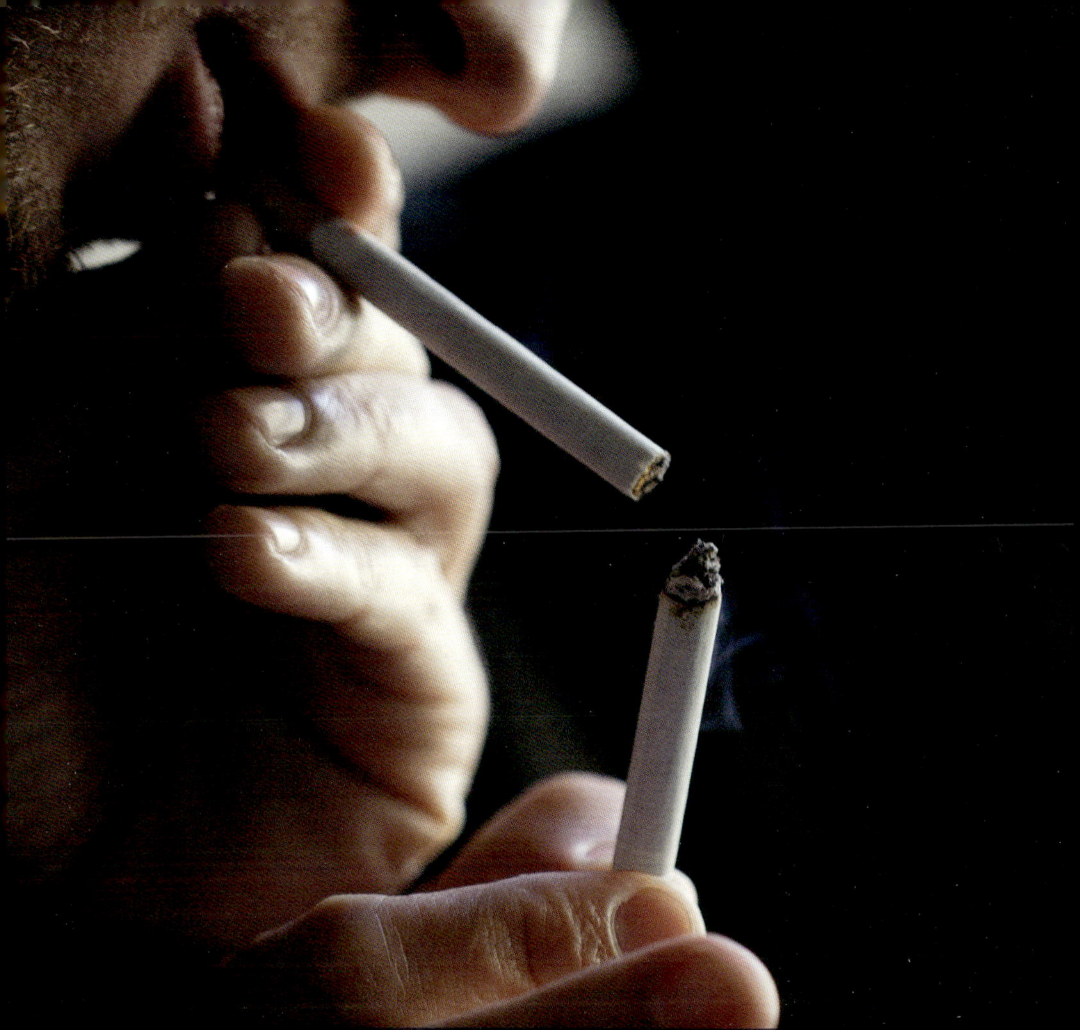

Vom Gift zum „Genuss"

Wenn das Rauchen vermeintlich „schmeckt", hat der Körper sich an das Nikotin gewöhnt – und die Sucht beginnt. Wo beim „Rauchanfänger" noch die Vergiftungserscheinungen im Vordergrund stehen, stellt sich nach einiger Zeit eine Gewöhnung an das Gift ein: Die unangenehmen Symptome werden schwächer oder entfallen ganz. Ab diesem Zeitpunkt verspürt der Raucher verstärkt die psychische Wirkung des Nikotins. Außerdem entstehen auch die ersten Reiz-Reaktions- Verknüpfungen (s. S. 58).

Was ist eine Sucht?

Um den Begriff „Sucht" wirklich verstehen zu können, müssen verschiedene Ebenen betrachtet werden.

Die fünf Suchtebenen

Physikalisch-chemische Ebene

Zum einen gibt es die physikalisch-chemische Ebene, bei welcher der Suchtstoff und die täglich benötigte Menge näher betrachtet werden müssen.

Körperliche Ebene

Eine weitere Dimension ist die körperliche Ebene. Hierbei ist die Strukturähnlichkeit von Drogen und körpereigenen Botenstoffen (den sogenannten Neurotransmittern) sowie Hormonen zu berücksichtigen. Dazu gehört auch das Wissen um die Wirkungsweise dieser Stoffe. Auf dieser Ebene ist es wichtig, dass man die Möglichkeiten kennt, die Produktion von Neurotransmittern durch geeignete Verhaltensweisen anzuregen, z. B. die Adrenalinausschüttung beim Wettkampfsport, Endorphine beim Laufen etc.

Psychologische Ebene

Eine dritte Kategorie ist die psychologische Ebene. Diese erfasst die Persönlichkeitsstruktur des Abhängigen, bewusste und / oder unbewusste Motive des Drogengebrauchs, Drogenkarrieren, Einstiegsalter, Therapiebereitschaft bzw. Ausstiegsmotivation usw.

Gesellschaftlich-soziale Ebene

Des Weiteren gibt es die gesellschaftlich-soziale Ebene. Wichtig in diesem Zusammenhang sind Fragen nach der Verfügbarkeit von Drogen. Sind sie legal oder nur illegal erhältlich, werden sie von der Gemeinschaft toleriert oder eher abgelehnt, gibt es einen wirtschaftlichen Schaden oder Nutzen etc.?

Politisch-staatliche Ebene

Die letzte Ebene befindet sich im politisch-staatlichen Bereich. Von Belang ist hier z. B. die jeweils gültige Rechtslage. Gibt es Abgabe- oder Werbeverbote? Wie sieht es mit der Gesundheitspolitik aus, hier insbesondere mit Präventionsmaßnahmen? Was bedeuten Wirtschaftspolitik, Korruption und Lobbyismus?

Definition von Sucht

Der Umgang mit Drogen ist für jede Gemeinschaft, ob im kleinsten Familienkreis oder innerhalb der gesamten Gesellschaft, ein heikles und brisantes Thema. Es lassen sich zumeist die beiden folgenden Kriterien bei einer Sucht feststellen:

Will man den Begriff „Sucht" mit all seinen komplexen Zusammenhängen darstellen, muss man bei der Betrachtung über die körperliche und die psychische Abhängigkeit hinausgehen.

- Der Körper hat eine Toleranz gegenüber einem Suchtstoff entwickelt. Es zeigt sich bei Einnahme dieser Substanz eine verminderte Wirkung, wenn die Dosis gleich bleibt. Meist verlangt der Körper nach einer Dosissteigerung, je länger die Sucht anhält.
- Falls der Suchtstoff ausbleibt, reagiert der Körper mit Entzugserscheinungen. Diese körperlichen Symptome sind abhängig vom jeweiligen Suchtstoff. Der Abhängige führt sich die Droge nur zu, um sich „normal" fühlen zu können, um seine Entzugserscheinungen zu verringern oder ganz zu beseitigen.

Weitere Merkmale einer Sucht sind:

- häufiger Konsum in größeren Mengen und länger als beabsichtigt
- anhaltender Wunsch und erfolglose Versuche, den Konsum zu beenden
- Investieren von viel Zeit in Beschaffung, Konsum und Erholung
- Vernachlässigung oder sogar Aufgabe von sozialen und / oder beruflichen Kontakten und Aktivitäten
- weiterer und anhaltender Konsum trotz Kenntnis der Nachteile

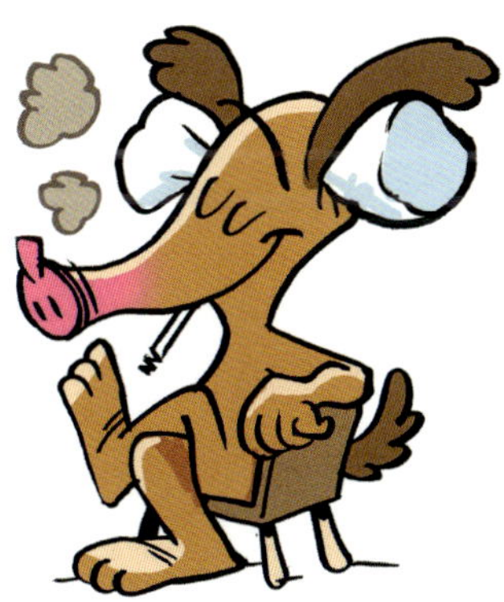

Doch nicht jeder, der Drogen konsumiert, ist automatisch abhängig. In der Wissenschaft wird unterschieden zwischen dem gelegentlichen Konsum, dem Missbrauch und der Abhängigkeit von bestimmten Drogen. Wenn mindestens drei der zuvor genannten Merkmale erfüllt sind, spricht man von einer Drogenabhängigkeit oder auch Sucht.

Nikotinabhängigkeit

Auch wenn mancher Raucher denkt, er könnte jederzeit aufhören, und seine Sucht leugnet – es ist längst wissenschaftlich bewiesen: Nikotin macht abhängig.

Wichtig ist an dieser Stelle des Buchs, dass Sie erkennen: „Ja, auch ich bin abhängig geworden. Abhängig von einem Suchtstoff." Denn auch das Rauchen erfüllt die klassischen Kriterien einer Sucht. Beim Rauchen geht es um eine Sucht, bei der man den Suchtstoff immer wieder braucht. Beim Lieblingsessen nimmt man gern etwas mehr, kann jedoch problemlos auch einige Tage darauf verzichten. Man isst es ab und zu, braucht es aber nicht täglich und verspürt kein Entzugsgefühl, wenn es einem für längere Zeit vorenthalten wurde. Anfangs raucht man noch ganz bewusst und ist sich sicher, dass man nicht davon abhängig ist, dass es einfach nur Spaß macht. Man redet sich ein, jederzeit damit aufhören zu können, wenn man nur will. Doch bald schon steigert sich der Zigarettenkonsum – langsam, aber stetig. Erst raucht man eine am Wochenende, dann kommt die zweite unter der Woche hinzu, dann drei am Wochenende und schließlich täglich eine. Daraus werden täglich zwei usw., bis man bei seiner persönlichen Tagesdosis Gift angekommen ist. Die beträgt meist zwischen 20 und 30 Zigaretten pro Tag, die im Abstand von etwa 20 bis 90 Minuten geraucht werden – im Durchschnitt raucht man etwa alle 45 Minuten eine Zigarette. Und spätestens dann merkt man: „Wenn mir jetzt jemand die Zigaretten wegnimmt, würde mir etwas Wichtiges fehlen." Der Körper ist vom Nikotin abhängig! Oder anders ausgedrückt: Man ist körperlich süchtig nach Nikotin.

Was ist Nikotin?

Nikotin, eine farblose bis bräunliche, ölige Flüssigkeit, ist ein pflanzliches Gift, ein sogenanntes Alkaloid, das hauptsächlich in der Tabakpflanze vorkommt. Für einen erwachsenen Menschen sind etwa 50 Milligramm Nikotin tödlich – ähnlich wie 50 Milligramm Zyankali. Dies entspricht einer Tabakmenge, die in sieben bis zehn Zigaretten enthalten ist. Bei Kleinkindern genügt bereits eine gegessene Zigarette, um zum Tod zu führen. Die Menge an Nikotin, die von starken Rauchern täglich aufgenommen wird, wirkt zwar nicht tödlich, da der Körper das Nervengift sehr schnell wieder abbaut. Jedoch setzt das Gift den Körper unter erheblichen Stress, denn er muss ja versuchen, das Gift wieder loszuwerden. Dabei werden viele Vitamine und

Spurenelemente verbraucht, das Immunsystem geschwächt. Ferner wird durch die vom Körper selbst veranlasste Entgiftung ein „Mangel" an Nikotin erzeugt, der wieder ausgeglichen werden will – die Sucht ist vorprogrammiert.

Biologische Abhängigkeit

Die größte Gefahr des Nikotins liegt in seinem hohen Abhängigkeitspotenzial. In seiner suchterzeugenden Wirkung ist es vergleichbar mit Amphetaminen, Kokain oder Morphin. Es ist v. a. deshalb so gefährlich, weil die Auswirkungen Sekunden nach der Einnahme einsetzen. Die physiologische Ebene der Nikotinsucht beginnt, sobald man sich die Zigarette ansteckt: Wenn der Tabak glimmt, wird das Nikotin freigesetzt. Zigaretten enthalten im Durchschnitt 0,8 Milligramm Nikotin. Da der Körper das Gift relativ schnell wieder abbaut, stecken sich Raucher alle 20 bis 90 Minuten eine neue Zigarette an.

Der Weg der Luft

Täglich atmen wir 10.000 bis 12.000 Liter Luft ein. Diese gelangt durch Mund und Nase über die Luftröhre in die Lunge. Von dort wird sie in den ganzen Körper verteilt. Das Atmungsorgan Lunge füllt den Brustkorb fast vollständig aus. Der obere Anteil des Organs ragt über das Schlüsselbein hinaus und wird Lungenspitze genannt. Der untere Bereich, die Lungenbasis, wird durch das Zwerchfell begrenzt. Die Lunge wird von dem sogenannten Brustfell, der Pleura (griechisch pleura = Flanke, Rippe), umgeben, die aus zwei leicht gegeneinander verschiebbaren Häuten (Blättern) besteht. Die äußere Haut (Rippenfell) kleidet die Brusthöhle aus, die innere Haut (Lungenfell) umgibt die Lunge. Zwischen diesen beiden Pleurablättern liegt der schmale Pleuraspalt. Die in diesem befindliche Flüssigkeit ermöglicht die reibungslosen Bewegungen der beiden Blätter. Die Lunge unterteilt sich in zwei Lungenflügel. Diese bestehen aus mehreren Lappen, die wiederum aus zahlreichen Lungenbläschen, sogenannten Alveolen (lateinisch alveolus = kleine Mulde) zusammengesetzt sind. Die Lungenflügel werden durch das Mediastinum (Mittelfellraum) voneinander getrennt. Hier liegen das Herz, der untere Teil der Luftröhre mit den Hauptbronchien, ein Teil der Speiseröhre sowie große Gefäße und Lymphknoten.

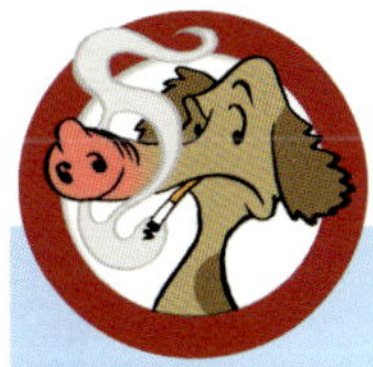

Die Sucht nach Nikotin

Solange Sie rauchen, sind Sie abhängig von der Droge Nikotin. In Ihrem Körper hat eine Toleranzentwicklung stattgefunden. Sobald der Nikotinpegel absinkt, reagiert Ihr Körper mit Entzugserscheinungen. Dieses Schmachtgefühl geht nur durch eine erneute Nikotinzufuhr kurzfristig vorbei, um dann nach einer bestimmten Zeit wieder aufzutreten – denn unser Körper transportiert das starke Gift ständig aus dem Körper hinaus.

In der menschlichen Lunge gibt es ungefähr 200 Millionen Lungenbläschen.

Von der Luftröhre zweigen zwei Hauptbronchien (lateinisch bronchus = Ast) ab und münden in jeweils einen Lungenflügel. Auf diese Weise wird die Lunge mit Luft versorgt. Die Eintrittsstelle der Bronchien und großen Gefäße in die Lunge wird Lungenwurzel genannt. In den Lungenflügeln verzweigen sich die Hauptbronchien in viele kleinere Äste (Bronchiolen). An den Endästen des Bronchialbaums sind die Lungenbläschen wie Trauben angeordnet. Sie sind von korbartig angeordneten Blutgefäßen, sogenannten Kapillaren, haarfeinen Verzweigungen der Blutgefäße (lateinisch capillus = Haar), umgeben. Genau an dem Übergang von Blutgefäß zu Alveole erfolgt der Gasaustausch. Über das Kapillargeflecht wird das venöse Blut, das der Lunge über die Lungenarterie aus der rechten Herzkammer zugeführt wird, auf eine große Oberfläche verteilt. Durch die dünne, gasdurchlässige Alveolenwand kommt das sauerstoffarme, kohlendioxidreiche Blut mit der sauerstoffhaltigen Atemluft in Kontakt, sodass Kohlendioxid vom Blut abgegeben und Sauerstoff aufgenommen werden kann. Das in der Lunge mit Sauerstoff aufgefrischte, nun arterielle Blut, wird über die Lungenvenen zum linken Herzvorhof zurückgeleitet, um dort weiter in den Körperkreislauf zu gelangen. In den Zellen liefert das Blut den eingeatmeten Sauerstoff ab. Das ist der normale Prozess im Körper.

Die roten Blutkörperchen

Die im Blut befindlichen roten Blutkörperchen (Erythrozyten) sind für die Versorgung des Körpers mit Sauerstoff von größter Bedeutung. Der in ihnen enthaltene rote Blutfarbstoff Hämoglobin transportiert Sauerstoff und Kohlenmonoxid. Da Letzteres eine stärkere Bindungsneigung hat, werden die Andockstellen für den Sauerstoff von Kohlenmonoxid besetzt, und diese Blutkörperchen können keinen Sauerstoff mehr transportieren. Kohlenmonoxid (das z. B. in Autoabgasen enthalten ist) entsteht u. a. als Abbrandprodukt beim Rauchvorgang, weshalb bei Rauchern viel von diesem giftigen Gas in die Lungen gelangt. Raucher haben dadurch bis zu 30 Prozent weniger Sauerstoff im Blut, da die große Menge an Kohlenmonoxid die Sauerstoffaufnahme im Blut behindert – das Blut in den Lungen kann sich nicht mehr „auffrischen". Sauerstoffmangel bedeutet Atemnot, Beschwerden bei körperlicher Bewegung,

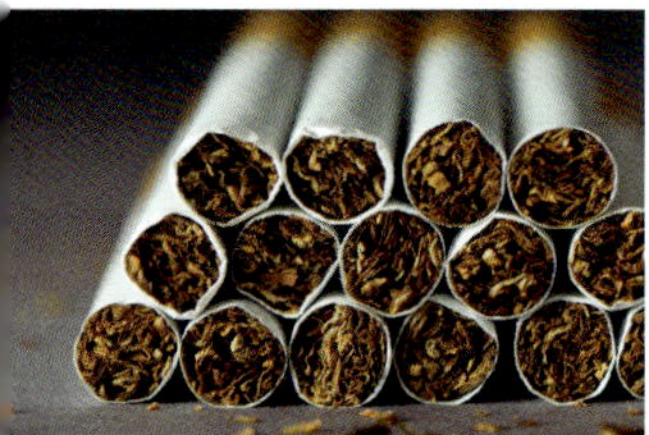

Geheimsache

In einem vor einigen Jahren der Öffentlichkeit bekannt gewordenen Dokument einer Zigarettenfirma aus dem Jahr 1972 wird zum Thema Nikotin Folgendes gesagt: „Die Zigarette sollte nicht als ein Produkt, sondern als eine Verpackung verstanden werden. Das Produkt ist Nikotin. Die Zigarette dient als Spender einer Nikotindosis, ein Zigarettenzug als Vehikel des Nikotins." Nikotin ist folglich der Stoff, wegen dem ein Raucher überhaupt zu Tabakprodukten greift. Durch den Rauch nimmt er den Suchtstoff in seinen Körper auf.

Konzentrationsmangel und auf Dauer gesehen auch gesundheitliche Schädigungen.

Die Wirkung von Nikotin

Was hat sich, seit Sie rauchen, in Ihrem Körper verändert? Was genau lässt Sie nach einer bestimmten Zeitspanne wieder zur Zigarette greifen? Und wo kommt das unangenehme Gefühl her, das Ihnen im Durchschnitt alle 45 Minuten signalisiert: „Los, her mit der nächsten Kippe!"?

Durch den Rauch gelangt nicht nur das Nikotin in den Körper, sondern auch viele Schadstoffe – diese werden vom Raucher also in Kauf genommen, um seine Sucht zu befriedigen.

Im Rauch, den man beim Rauchen einatmet, ist das Nikotin an winzige Teerpartikel gebunden, die beim Verbrennen des Tabaks entstehen. Der Teer im Rauch ist also das Transportvehikel, über das der Suchtstoff in den Körper gelangt – die von Rauchern erwünschte Nikotinwirkung führt somit gezwungenermaßen zur Aufnahme zahlreicher Schadstoffe. Der so mit dem Nervengift Nikotin angereicherte Rauch gelangt erst in die Lunge und dort dann in die Alveolen. Wie bereits erwähnt, findet hier der Gasaustausch statt. Nikotin und andere Schadstoffe werden nun also mit dem eingeatmeten Rauch über die Lungenbläschen in das Blut abgegeben und verteilen sich von dort über die Blutlaufbahn im ganzen Körper – ein weiterer Grund, weshalb Rauchen nicht nur für die Atemwege, sondern für den gesamten Organismus gesundheitsschädliche Auswirkungen hat.

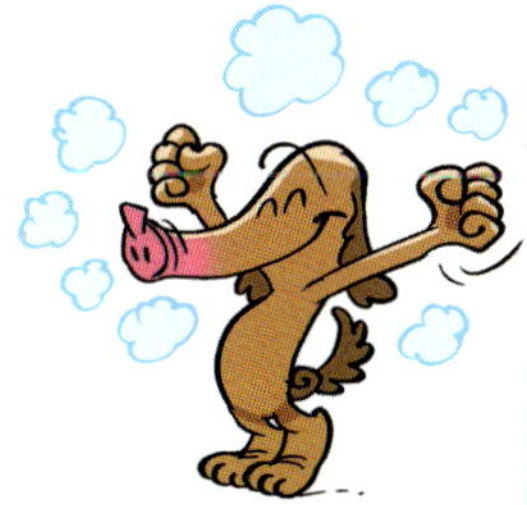

Sieben Sekunden nach dem Übertritt in das Blut erreichen die Nikotinmoleküle das Gehirn. Das Zentralnervensystem, dessen wichtigster Teil das Gehirn ist, besteht aus über 100 Milliarden miteinander verbundenen Nervenzellen, den Neuronen. Damit das Gehirn aber, bewusst oder unbewusst, all unsere Handlungen steuern kann, sind seine Nervenzellen untereinander durch zahlreiche Nervenbahnen verbunden – ein komplexes Netzwerk, in dem die Nerven miteinander kommunizieren. Dies geschieht mithilfe von sogenannten Rezeptoren an der Zelloberfläche, die mittels unterschiedlicher chemischer Botenstoffe (sogenannter Neurotransmitter) für die Reizübertragung und Informationsweiterleitung zwischen den Nervenzellen sorgen.

Sauerstoffmenge

Die Menge an Sauerstoff, die man in seiner Lunge aufnehmen kann, ist individuell unterschiedlich. Bei ruhiger Atmung wird etwa ein halber Liter Luft ein- bzw. ausgeatmet (Atemzugvolumen). Atmet man besonders tief ein, können zwei bis drei Liter Luft zusätzlich eingeatmet werden (Einatmungsreserve). Genauso können nach gewöhnlicher Ausatmung noch ein bis eineinhalb Liter Luft zusätzlich ausgeatmet werden (Ausatmungsreserve).

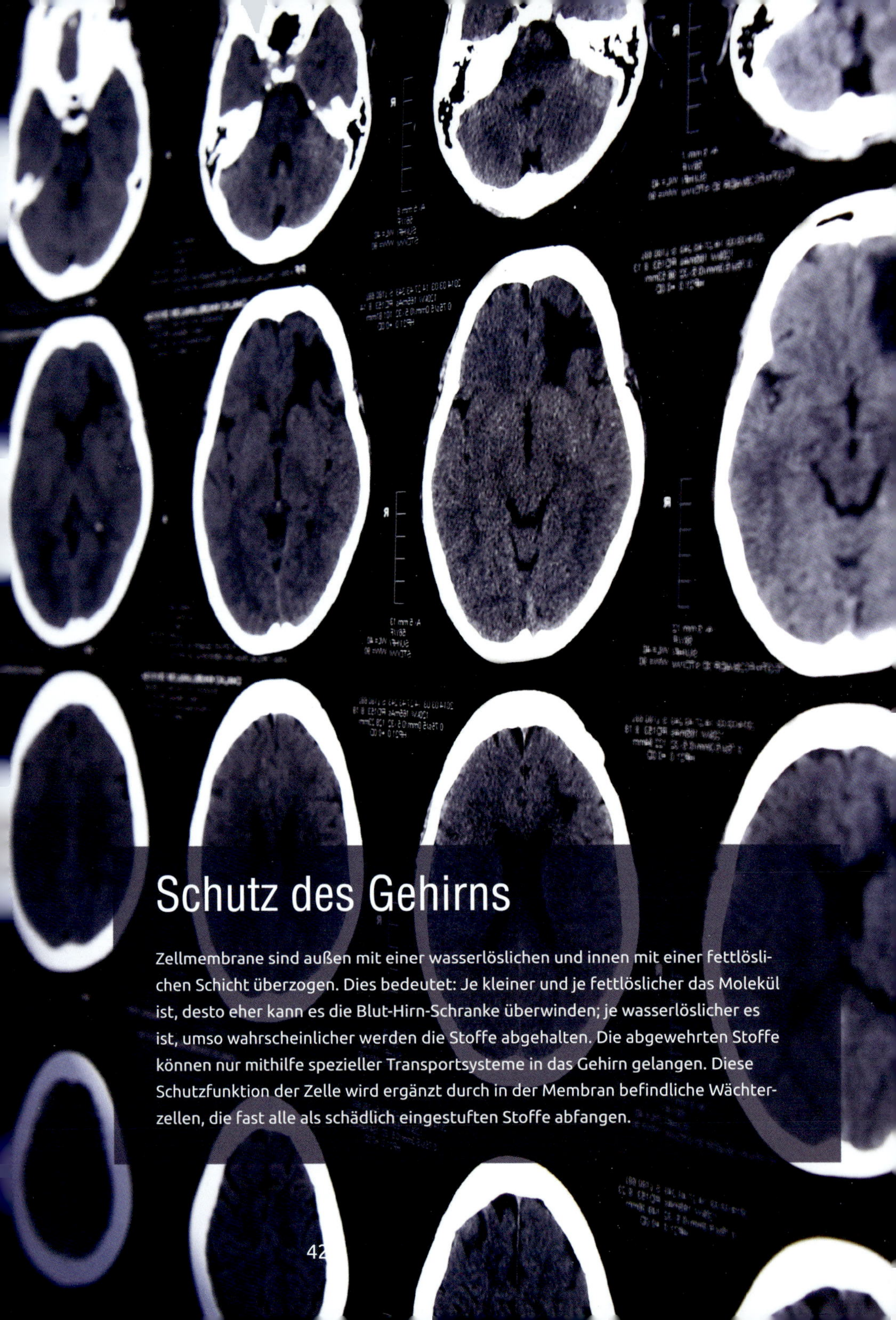

Schutz des Gehirns

Zellmembrane sind außen mit einer wasserlöslichen und innen mit einer fettlöslichen Schicht überzogen. Dies bedeutet: Je kleiner und je fettlöslicher das Molekül ist, desto eher kann es die Blut-Hirn-Schranke überwinden; je wasserlöslicher es ist, umso wahrscheinlicher werden die Stoffe abgehalten. Die abgewehrten Stoffe können nur mithilfe spezieller Transportsysteme in das Gehirn gelangen. Diese Schutzfunktion der Zelle wird ergänzt durch in der Membran befindliche Wächterzellen, die fast alle als schädlich eingestuften Stoffe abfangen.

So vollzieht sich in unserem Körper, vereinfacht dargestellt, der Informationsablauf. Und was passiert, wenn man Drogen nimmt? Diese Nervengifte wirken i. d. R. auf die vorhandenen Eiweißstrukturen der Zelle und stören auf diese Weise den Informationsaustausch unter den Neuronen. Das Gehirn und die dort befindlichen lebensnotwendigen Nervenzellen werden vor giftigen Stoffen normalerweise durch die sogenannte Blut-Hirn-Schranke geschützt: Die Zellen der Blutgefäße im Gehirn verhindern den direkten Eintritt gefährlicher Stoffe. Bestimmten Substanzen wie beispielsweise Alkohol, Nikotin oder Heroin ist es aber möglich, diese Schranke zu überwinden. Es ist noch nicht endgültig geklärt, welche Eigenschaften des Nikotins genau dafür verantwortlich sind, dass es ungehindert in das Gehirn gelangen kann.

Die Nikotinmoleküle heften sich im Gehirn an Nervenzellen und beeinflussen deren Aktivität. Das Gift wirkt dabei stimulierend auf sogenannte nikotinerge Acetylcholinrezeptoren. Diese reagieren im Regelfall auf den körpereigenen Botenstoff Acetylcholin, können aber auch durch Nikotin aktiviert werden. In der Folge schütten sie bestimmte Hormone und Botenstoffe aus. Eine akute Wirkung des Nikotins ist z. B., dass es die Freisetzung des Hormons Adrenalin fördert, was zu einer Blutgefäßverengung führt. Die Nähr- und Sauerstoffversorgung wird auf diese Weise im gesamten Körper reduziert. Der Herzschlag beschleunigt sich, und der Blutdruck steigt. Außerdem kommt es zu einer Abnahme des Hautwiderstands und einem Absinken der Hauttemperatur. Gleichzeitig steigern sich Magensaftproduktion und Darmtätigkeit. Außerdem: Bei abhängigen Rauchern setzt die Gewöhnung an Nikotin im Gehirn die Empfindlichkeit gegenüber körpereigenen Belohnungsreizen herab. Daher benötigen Raucher erst eine Dosis Nikotin, um mittels körpereigener Stoffe (Katecholamine) Belohnungsareale des Gehirns stimulieren zu können und ein vermeintlich positives Gefühl beim Rauchen zu spüren.

Jede Zigarette lässt den Nikotinpegel auf 100 Prozent steigen. Weil Nikotin so giftig ist, versucht der Körper, den Stoff so schnell wie möglich wieder loszuwerden.

Insgesamt wirkt Nikotin im Gehirn aber unspezifisch auf viele (prä- und postsynaptische) Rezeptoren, wodurch es zur Ausschüttung von unterschiedlichsten Botenstoffen wie Dopamin, Serotonin, Noradrenalin und Endorphinen kommt. Diese irritie-

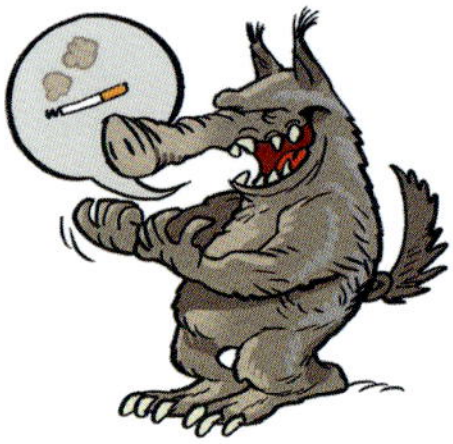

ren verschiedenste Funktionen des Gehirns wie Aufmerksamkeit, Gedächtnis und Lernen, die ohne Nikotin bald nicht mehr normal funktionieren können. Kurz: Das Gehirn eines Rauchers scheint sich ohne Nikotin nicht mehr „komplett" zu fühlen und den Suchtstoff zu brauchen. Glücklicherweise gewöhnt sich das Gehirn nach dem Rauchstopp in kürzester Zeit wieder um und ermöglicht Exrauchern ein normales Leben – ganz ohne Nikotin.

Aber auch andere Stoffe, die beim Rauchen eingeatmet werden, haben einen Einfluss auf die Gehirnfunktionen. Der im Tabak enthaltene oder künstlich zugesetzte Zucker verbrennt beim Rauchen, wobei u. a. das krebserregende Acetaldehyd entsteht. Dieser Stoff bewirkt eine Reduzierung des Enzyms MAO-B (Monoaminooxidase B), das im Gehirn Neurotransmitter wie Dopamin und Serotonin abbaut. Laut einigen Untersuchungen sollen Raucher weniger MAO-B haben als Nichtraucher und dementsprechend soll mehr Dopamin und Serotonin auf das Gehirn einwirken, was als angenehm empfunden wird. Vielleicht sagen Sie sich jetzt: „Das klingt doch alles gar nicht so schlecht, wenn Zigarettenkonsum dazu führt, dass es mir besser geht!" Doch: Bevor ein Raucher anfängt zu rauchen, funktioniert das körpereigene Belohnungssystem bereits sehr gut. Man muss sich also nicht von einer Droge abhängig machen, um dann durch die Einnahme ein Stückchen glücklicher werden zu können, wenn man es als Nichtabhängiger jeden Tag einfach so auf gesunde Weise erleben kann.

Das körpereigene Belohnungssystem funktioniert bestens. Man muss sich also nicht von einer Droge abhängig machen, um glücklicher zu werden.

Bedenken Sie außerdem: Jede Droge verändert auch das Gleichgewicht der körpereigenen Drogen. Beim Absetzen des Drogenkonsums kommt es im Körper zu Gegenregulationen, die als Entzugserscheinungen spürbar sind. Durch einen über längere Zeit andauernden Drogenkonsum werden nicht nur die Gehirnstoffwechselvorgänge verändert, es kommt auch zu einer Veränderung der Gehirnstruktur. Deshalb reagieren auch Raucher, wenn sie länger nicht geraucht haben, häufig mit mehr oder weniger Entzugserscheinungen, wobei hier sowohl körperliche als auch psychische Symptome auftreten können.

Weil Nikotin so giftig ist, versucht der Körper, den Stoff so schnell wie möglich wieder loszuwerden. Das Gift wird in der

Leber abgebaut und von den Nieren über die Blase ausgeschwemmt. Der Weg des Nikotins aus dem Körper bewirkt, dass Raucher häufig Leber-, Nieren- oder Blasenkrebs bekommen.

Dieser Reinigungsprozess geht sehr schnell vonstatten. Würden Sie nach dem ersten Raucherlebnis nicht weiterrauchen, wäre nach etwa acht bis zwölf Stunden schon mehr als die Hälfte des durch die Zigarette aufgenommenen Nikotins vom Körper abgebaut, und nach zwei Wochen könnte man kein Nervengift mehr im Körper nachweisen. Rauchen Sie jetzt also nicht mehr, ist der Nikotinpegel im Körper schon bald wieder fast normal.

Zeit für eine Zigarette!

Sobald eine Zigarette zu Ende geraucht ist, sinkt der Nikotinpegel im Körper kontinuierlich. Je mehr Zeit vergeht, umso deutlicher spüren Raucher dann ein erneutes Verlangen nach einer Zigarette. Anfangs ist es sehr schwach und unspezifisch. Je länger man wartet, umso stärker wird es, bis man fast automatisch wieder zu einer neuen Zigarette greift. Und die ersten Züge vermitteln immer ein befreiendes, schönes Gefühl, denn der Körper bekommt die geforderte Menge des Suchtmittels. Jahrelang rauchen wir unsere Anzahl von Zigaretten und sind ständig darauf angewiesen zu rauchen. Doch sehr bald schon sinkt der Nikotinpegel erneut, bis er tief genug ist und man, ohne wirklich darüber nachzudenken, wieder zur Zigarette greift – ein Auf und Ab den ganzen Tag.

Jahrelang rauchen wir unsere persönliche Anzahl von Zigaretten weil uns ohne Rauchen ständig etwas fehlt.

Das „Schmachtgefühl"

Jeder Raucher kennt es, für Nichtraucher ist es nur sehr schwer zu beschreiben – das Schmachtgefühl. Nach einer gerauchten Zigarette hat man für kurze Zeit ein gutes Gefühl. Je länger man aber abwartet, desto mehr entsteht ein anderes Gefühl, eine Art Verlangen, die sogenannte Schmacht. Dieses Gefühl tut nicht weh, man bekommt davon auch keine Schweißausbrüche oder Krämpfe. Es fühlt sich eher an wie eine innere Leere, wie ein Loch, das es zu stopfen gilt. Wie entsteht dieses Gefühl, das jeder Raucher kennt, Nichtrauchern aber unbekannt ist? Durch das Nikotin haben sich die Nerven verändert. Die Nervenenden sind unempfindlicher geworden. Die Nervenzellen brauchen daher das Nikotin, um etwas „spüren" zu können. Im Umkehrschluss

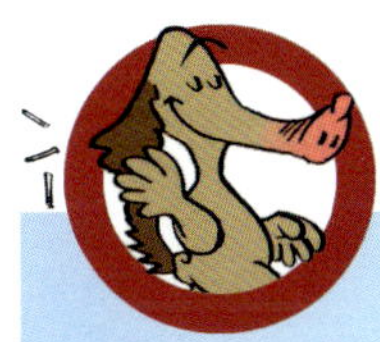

Ein künstlich erzeugtes Gefühl

Einerseits tut das Gefühl der Schmacht nicht weh, andererseits möchte man es aber auch nicht unbedingt ertragen. Deswegen greift man immer wieder zur Zigarette – um die Schmacht nicht spüren zu müssen.

bedeutet das: Wenn die Nervenzellen keine Signale mehr durch das Nikotin bekommen, werden sie unruhig. Sie signalisieren dem Körper: „Gib mir mehr Botenstoffe." Das Schmachtgefühl wird immer stärker, bis man mit der nächsten Zigarette den Entzug gestillt hat. Dieser Ablauf ist ein Teufelskreis, ein ständiges Auf und Ab von gutem Gefühl und Entzugserscheinungen. Was also beim Rauchen so guttut, ist dem Phänomen geschuldet, dass man sich die Entzugserscheinungen „wegraucht", die mittelfristig durch den Abbau des Nikotins im Körper immer wieder aufgebaut werden.

Was passiert eigentlich nachts?

Natürlich kommt es vor, dass man nachts aufwacht und eine Zigarette raucht. Aber dann nicht wegen der Sucht, sondern wegen des leichten Schlafs.

Nachts schläft man – i. d. R. zwischen sechs und acht Stunden. Und in dieser Zeit raucht man keine einzige Zigarette. Dem Körper wird also während vieler Stunden kein Nikotin zugeführt. Trotzdem wachen selbst starke Raucher nicht ständig von dem Verlangen nach einer Zigarette auf. Das Schmachtgefühl ist während dieser Zeit verschwunden, dem Körper scheint der „Entzug" nichts auszumachen. Ist Ihnen das schon einmal aufgefallen? Sie brauchen nachts keine Zigarette, selbst wenn Sie tagsüber Kette rauchen! Am nächsten Morgen, entweder direkt nach dem Aufstehen oder erst zum Kaffee, rauchen Sie Ihre erste Zigarette. Die Betonung liegt hier auf „erste", denn für den Körper ist diese Zigarette fast wie ein Neueinstieg in das Leben eines Rauchers. Und wie „schmeckt" diese erste Zigarette des Tages? Sehr stark! Für viele sogar zu stark. Betrachten wir dieses Phänomen doch einmal genauer: Natürlich verlangt der Körper auch nachts nach Nikotin. Das Schmachtgefühl ist aber so schwach, dass Sie es nicht spüren. Sie wachen also nicht alle 45 Minuten von dem Gefühl auf, eine Zigarette rauchen zu müssen. Nein, Sie schlafen. Und nach einer langen, nikotinlosen Nacht, hat die erste Zigarette einen umso stärkeren Effekt! Also nicht nur, dass man nachts nicht aufgrund des Schmachtgefühls aufwacht – im Körper findet zudem ein kleiner Nikotinentzug statt, den Sie gar nicht mitbekommen! Und beim Rauchen am Morgen signalisieren Ihnen die Nerven wieder, dass das Nervengift Nikotin sie irritiert. Das bedeutet im Umkehrschluss: Jeder Raucher ist somit zwei Drittel des Tages ein Raucher – immer zu Zeiten, wenn er wach ist. Ein Drittel des Tages, nämlich nachts während er schläft, ist er Nichtraucher!

Sind uns Zigaretten immer gleich wichtig?

Beispiel 1:
Stellen Sie sich vor, Sie haben gerade eine Zigarette geraucht. Sie sind fertig und drücken sie im Aschenbecher aus. In dem Moment kommt ein Freund ins Zimmer und bietet Ihnen eine neue Zigarette an. Sie wollen nicht unhöflich sein und stecken sich diese in den Mund, zünden sie an und rauchen.

Wie „schmecken" zwei oder sogar drei Zigaretten, die man direkt hintereinander raucht? Seien Sie ehrlich: Nach der ersten Zigarette ist einem eigentlich die Lust vergangen, man fühlt sich zufrieden und raucht nur noch weiter, weil man den Freund nicht allein im Raucherzimmer stehen lassen will, weil man die interessante Gesprächsrunde auf dem Raucherbalkon nicht verlassen möchte oder weil man eine Entschuldigung für eine kleine Arbeitspause sucht. Oft wird einem sogar schwindelig.

Wenn man eine Zigarette geraucht hat, ist der Körper zufriedengestellt. Raucht man direkt weiter, weicht das „gute" Gefühl dem Schwindel.

Aber warum „schmeckt" das Kettenrauchen denn eigentlich so schlecht? Wie bereits erwähnt, entsteht das Schmachtgefühl aufgrund eines sinkenden Nikotinpegels. Mit einer Zigarette ist dieser dann wieder aufgefüllt und das leere Gefühl verschwunden. Rauchen Sie nun direkt weiter, trotz eines hohen Nikotinpegels, führen Sie Ihrem Körper weiter Gift zu, obwohl dieser kein Bedürfnis danach hat. Der Entzug zwischen den einzelnen Zigaretten ist so schwach, dass er kaum wahrgenommen wird – deshalb kann durch die zweite Zigarette auch keine Befriedigung eintreten. Beim Kettenrauchen zeigt sich also der wahre „Geschmack" einer Zigarette.

Beispiel 2:
Stellen Sie sich vor, Sie haben gerade eine Zigarette geraucht und setzen dann Ihre Tätigkeit fort. Vielleicht setzen Sie sich wieder an den Schreibtisch im Büro, um weiterzuarbeiten, oder Sie gehen einkaufen oder eine Runde spazieren. Nach etwa 45 Minuten kommt ein Freund und bietet Ihnen eine Zigarette an.

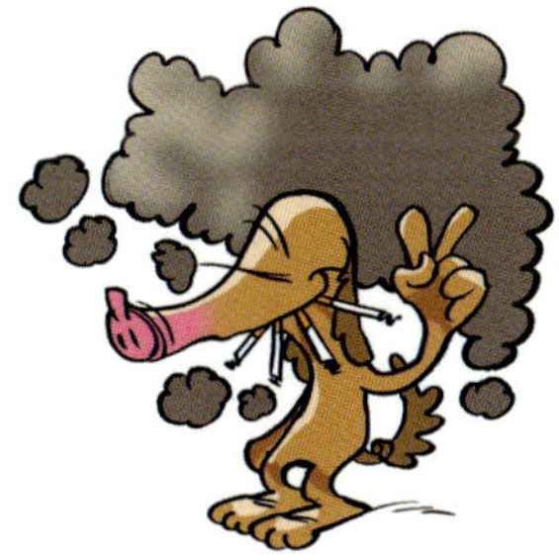

Wie „schmeckt" diese, erst nach einer bestimmten Zeit gerauchte, Zigarette? Der Nikotinspiegel ist inzwischen deutlich gesunken, und das gut bekannte Schmachtgefühl hat sich schon

Je nachdem in welchen zeitlichen Abständen geraucht wird, tut die Zigarette einmal gut und einmal nicht.

wieder eingestellt. Sie genießen diese Zigarette, und nach drei Zügen ist das leere Gefühl verschwunden, Sie haben wieder Ruhe.

Beispiel 3: Stellen Sie sich vor, Sie sitzen in einer vierstündigen Besprechung, in der nicht geraucht werden darf, oder vier Stunden lang im Flugzeug. Ihre Gedanken kreisen immerzu um Zigaretten, Ihre Konzentration beginnt langsam nachzulassen. Endlich ist die Besprechung zu Ende bzw. Sie sind im Flughafengebäude angekommen und können sich die ersehnte Zigarette anzünden!

Wie erleben Sie das Rauchen dieser Zigarette? Das Schmachtgefühl hat Sie während der gesamten Zeit, in der Sie zum Nichtrauchen „gezwungen" waren, ständig daran erinnert, wie schön es wäre, jetzt eine Zigarette zu rauchen. Der Körper hat gefordert: „Ich will endlich wieder Nikotin!" Sobald sich eine Möglichkeit ergibt, zünden Sie sich eine Zigarette an und genießen jeden Zug – eine vermeintlich herrliche Superzigarette. Sie füllt die leeren Nikotinspeicher wieder ganz auf, und Sie haben endlich wieder Ruhe vor dem drängenden Verlangen, der Schmacht. Dieses Gefühl ist herrlich! Und wie „schmeckt" eine Zigarette,

Rund um die Uhr versorgt

Jede Packung enthält etwa 20 Zigaretten. Im Durchschnitt zünden sich Raucher alle 45 Minuten eine Zigarette an, was bedeutet, dass sie mit einem Päckchen 15 Stunden am Tag mit Nikotinnachschub versorgt sind – also genau die Zeit, in der man i. d. R. wach ist und das Schmachtgefühl auch wirklich wahrnimmt.

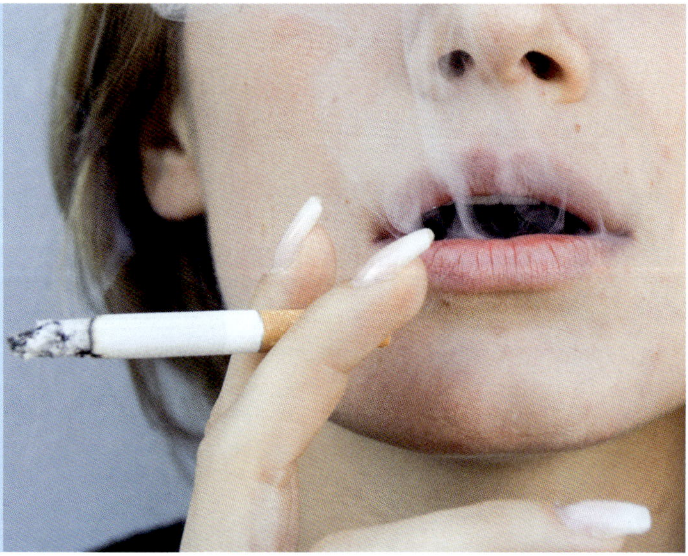

wenn Sie drei Tage nicht geraucht haben, weil Sie z. B. krank waren oder auf einer mehrtägigen Wanderung keine Möglichkeit hatten, Zigaretten zu kaufen? Diese Zigarette „schmeckt" überhaupt nicht! Vielleicht sagen Sie auch: „Das hat nichts mehr mit Schmecken zu tun, mir wird regelrecht schwindlig davon!" Was kann man daraus schließen? Wenn Sie eine bestimmte Zeit abwarten, bevor Sie wieder zur Zigarette greifen, und länger auf das Rauchen verzichten, „schmeckt" die geliebte Zigarette nicht mehr wirklich gut. Bewirkt wird diese Abneigung gegenüber Zigaretten durch den gesunkenen Nikotinspiegel. Ist dieser so niedrig, dass die Nerven wieder richtig empfindlich sind, setzt das Schmachtgefühl gar nicht erst ein.

Der Geschmackstest

Im Folgenden sollen Sie einen kleinen Test machen, um Antworten auf folgende Fragen zu finden: Wie funktioniert Nikotin? Ist es der „Geschmack", der mich bei der Stange hält? Oder braucht mein Körper das Nikotin? Vollziehen Sie Schritt für Schritt die einzelnen Testphasen und beantworten Sie ehrlich die Fragen nach Geschmack und Empfindung. Erst dann sollten Sie unter „Persönliches Fazit" (s. u.) weiterlesen.

Erster Zug: Zünden Sie sich in Ruhe eine Zigarette an. Achten Sie darauf, den Rauch nicht zu inhalieren, sondern diesen nur bis in die Mundhöhle vordringen zu lassen. Spielen Sie mit dem Rauch in der Mundhöhle, lassen Sie ihn auf Ihre Zunge sacken und schmecken Sie nach. Zählen Sie bis fünf und pusten Sie dann den Rauch wieder aus.
Zweiter Zug: Beim zweiten Zug ziehen Sie den Rauch wieder nur bis in die Mundhöhle. Spielen Sie ein wenig damit und pusten Sie den Rauch wieder aus. Wonach schmeckt der Rauch? Ist das ein leckerer Genuss?
Dritter Zug: Den dritten Zug nehmen Sie in die Mundhöhle und schlucken ihn kurz an, um ihn dann ungefiltert durch die Nase auszuatmen. Wie riecht Rauch?
Vierter Zug: Den vierten Zug der Zigarette inhalieren Sie, wie Sie es gewohnt sind. Wie schmeckt der inhalierte Zug?
Rest der Zigarette: Danach rauchen Sie auf gewohnte Weise weiter. Überlegen Sie, wann Sie die Zigarette eigentlich ausdrücken könnten. Nach wie vielen Züge haben Sie genug?

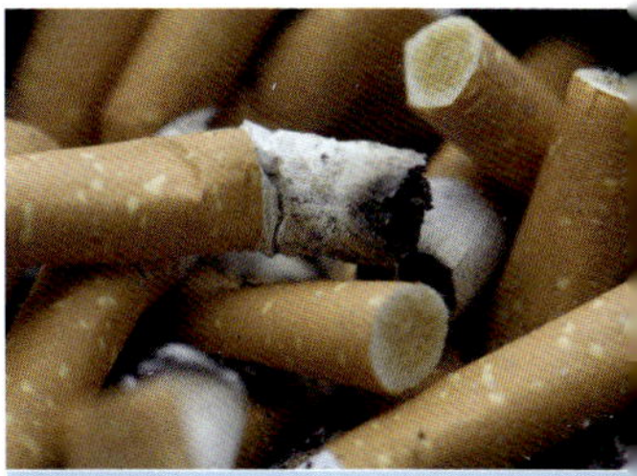

Kurzzeitiger Geschmack

Zigaretten scheinen nur in einem sehr engen Zeitkorridor zu „schmecken" und nur zu bestimmten Zeiten ein positives Gefühl zu vermitteln. Raucht man kurz hintereinander mehrere Zigaretten, sind diese kein besonders großer Genuss mehr. Man muss also erst eine bestimmte Zeit abwarten, damit einem die Zigaretten wieder gut „schmecken". Pausiert man jedoch zu lange, verspürt man Schwindel und möglicherweise sogar leichten Ekel.

Zweite Zigarette: Zünden Sie sich nun eine zweite Zigarette an und testen Sie, wie diese schmeckt und ob sie diese wirklich noch brauchen.

Persönliches Fazit

- Wie hat das Paffen geschmeckt? Wie haben Sie den Rauch in der Mundhöhle und auf der Zunge empfunden? Eklig, stark, hat er verbrannt geschmeckt, bitter, beißend, schlecht und unangenehm?
- Wie hat es sich angefühlt, den Rauch ungefiltert durch die Nase auszuatmen? Wie riecht Rauch? Ätzend, brennend, reizend und beißend?
- Wie war der Rauch beim Inhalieren? Besser, hat er sogar gutgetan?
- Nach wie vielen Züge hätten Sie die Zigarette ausdrücken können? Nach drei bis spätestens fünf Zügen?
- Und die zweite Zigarette? Haben Sie diese wirklich noch gebraucht?

Bevor Sie auf den folgenden Seiten mehr zum Thema „Psychologische Abhängigkeit" erfahren, sollte Ihnen eine Sache klar sein: Zigaretten haben einen ziemlich ekligen Geschmack. Der Mensch kann nur mit seinen Geschmackssinneszellen schmecken, diese sitzen aber ausschließlich auf der Zunge. Dort werden die Geschmacksrichtungen süß, sauer, bitter oder salzig wahrgenommen. Und nur mit den Geruchssinneszellen kann der Mensch riechen. Diese sitzen in der Nase. Bei dem Geschmackstest haben Sie sich den Rauch „auf der Zunge zergehen lassen", um festzustellen, wie er schmeckt. Das Ergebnis war mehr als unbefriedigend. Auch der Geruch einer Zigarette, den Sie beim dritten Zug getestet haben, war nicht anders als der von gewöhnlichem Rauch – nämlich beißend und brennend. Sie wissen jetzt also, dass das, was Ihnen beim Inhalieren vermeintlich so „guttut", allein die Tatsache ist, dass Ihr Körper das Nikotin braucht. Denn in den Bronchien oder der Lunge gibt es weder Geschmacks- noch Geruchssinneszellen. Die Nikotinsucht ist auch der Grund dafür, dass die ersten Züge an einer Zigarette die besten sind und der Glimmstängel dann eigentlich wieder ausgedrückt werden könnte. Denn danach hat der Körper die Menge an Nikotin bekommen, die er benötigt, um den Pegel zu

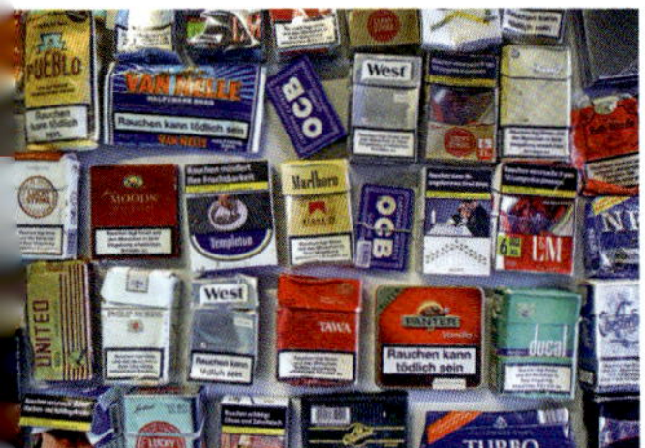

Meine Marke

Viele Raucher behaupten, dass ihnen bestimmte Zigarettenmarken besonders gut schmecken. Die Lieblingsmarke „schmeckt" aber unterschiedlich, je nachdem, in welchen Abständen die einzelnen Zigaretten geraucht werden. Welche Marke Sie rauchen, ist also nicht so wichtig. Von viel größerer Bedeutung für den „Geschmack" einer Zigarette ist die Zeitspanne, nach der man wieder zu dem Glimmstängel greift.

erhöhen und auf das Niveau zu bringen, bei dem das Schmachtgefühl nicht mehr zu spüren ist. Auch die zweite Zigarette ist meist unnötig. Denn wenn der Nikotinspeicher bereits zu 100 Prozent angefüllt ist, bringt diese keine zusätzliche Befriedigung mehr. Erst nach einer gewissen Zeitspanne ist der Pegel wieder so weit gesunken, dass der Körper „Nutzen" aus einer neuen Zigarette ziehen kann.

Psychologische Abhängigkeit

„Rauchen ist Geschmack" wurde als Illusion der Sucht enttarnt. Trotzdem wird diese Aussage immer wieder von Rauchern benutzt, wenn sie jemand fragt: „Warum rauchst du eigentlich so ein Kraut?" Die Antwort lautet dann: „Weil mir Zigaretten einfach schmecken, besonders meine Lieblingsmarke!" Nach einem Test wie oben beschrieben sagt das wohl niemand mehr, ohne sich selbst zu belügen. Doch wie sieht es mit anderen Gründen aus? In diesem Kapitel wird die Ebene der psychologischen Abhängigkeit erläutert. Diese beschreibt alle Situationen, in denen ein Raucher glaubt, rauchen zu müssen.

Meine liebsten Rauchsituationen

Nehmen Sie sich ein Blatt Papier. Listen Sie nun alle möglichen Situationen auf, in denen Sie besonders gern rauchen. Dann schreiben Sie auf, wann es Ihnen vielleicht schwerfallen könnte, ohne Zigarette zu sein.

„Rauchen hilft bei Stress"

Beispiel Nichtraucher: Ein Nichtraucher hat einen wichtigen Geschäftstermin in einer 300 Kilometer entfernten Stadt. Frühmorgens steht er auf, macht sich fertig, setzt sich ins Auto und fährt los. Auf halber Strecke kommt er in einen Stau. Natürlich hat er eine gewisse Zeitspanne für solche Situationen mit eingeplant. Doch die Verkehrssituation verändert sich nicht. Er steht und steht und steht – langsam wird er unruhig. Die Zeit drängt. Es geht um wichtige Verträge. Fünf Entscheider werden auf ihn warten müssen. Eigentlich müsste er jetzt dringend weiterfahren, damit er den Termin noch rechtzeitig schafft. Aber der Stau hält unvermindert an. Er wird immer unruhiger und gestresster. Er ruft bei der

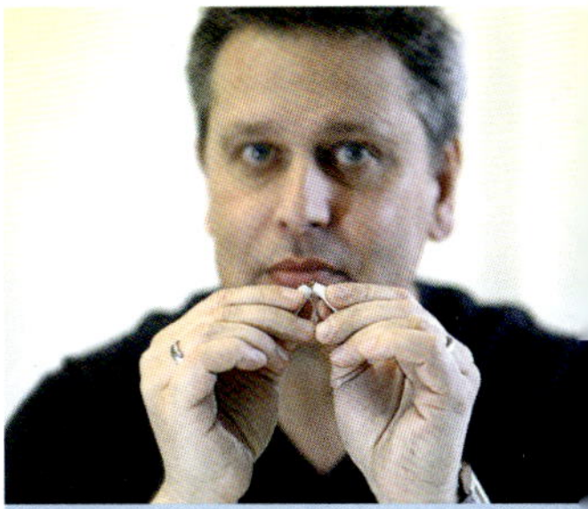

Geschmack? Eine Illusion

Rauchen schmeckt selbst dem Raucher nicht! Der Geschmack ist eine Illusion der Sucht. Der Raucher braucht das Nervengift Nikotin, das er für „Geschmack" hält. Dieses Nikotin beseitigt zwar kurz das Schmachtgefühl. Das Gift ist allerdings auch der einzige Grund, weshalb ein Raucher überhaupt diese innere Leere verspürt.

Wasserpfeifen

Wasserpfeifen sind arabischen Ursprungs und werden u. a. auch Shisha, Hubble Bubble, Narghileh oder Argileh genannt. Das Rauchen von Wasserpfeifen ist in den letzten Jahren immer beliebter geworden. 2007 gaben 38 Prozent der Jugendlichen im Alter zwischen zwölf und 17 an, schon einmal eine geraucht zu haben. Eine Wasserpfeife besteht aus einem Wassergefäß, einem Tongefäß für den Tabak, einer Rauchsäule mit Ventil, meist aus Metall, das mit Chrom oder Messing beschichtet wurde, und einem Schlauch mit Mundstück.

Wasserpfeifentabak

Der Wasserpfeifentabak ist feuchter als der normale Tabak und besteht aus einer Mischung von Tabak, Melasse, Glycerin und Aromastoffen. Aufgrund der deutschen Tabakverordnung ist der Feuchthaltemittelanteil auf fünf Prozent begrenzt, in anderen Ländern wie z. B. in Ägypten beträgt der Feuchthaltemittelanteil 25 bis 30 Prozent. In der Schweiz hingegen ist ein Feuchthaltemittelanteil von 60 Prozent erlaubt. Oft wird deswegen in Deutschland getrennt angebotenes Befeuchtungsmittel hinzugegeben. Dieses kann z. B. eine Mischung aus Honig, Glycerin und Melasse sein.

Wie gefährlich ist Wasserpfeifentabak?

Der Wasserpfeifentabak wird nicht wie der Zigarettentabak bei einer Temperatur von ca. 800 bis 900 Grad Celsius verbrannt, sondern verglimmt bei einer Temperatur von ca. 100 Grad Celsius. Dies kann zu einer höheren Kohlenmonoxid- und Schadstoffb elastung führen. Beim Rauchen der Wasserpfeife besteht eine ähnliche Gesundheitsgefahr wie beim Rauchen von Zigaretten. So hat man festgestellt, dass Wasserpfeifenraucher vermehrt koronare Herzerkrankungen aufweisen sowie Krebs in der Lunge, Mundhöhle und Harnblase. Auch ist das Abhängigkeitspotenzial ähnlich hoch durch den Nikotingehalt in dem Wasserpfeifentabak. Deswegen stellt die Wasserpfeife genauso eine Gesundheitsgefahr dar wie das Zigarettenrauchen. Besonders Jugendliche müssen vor dieser Gefahr geschützt und richtig aufgeklärt werden.

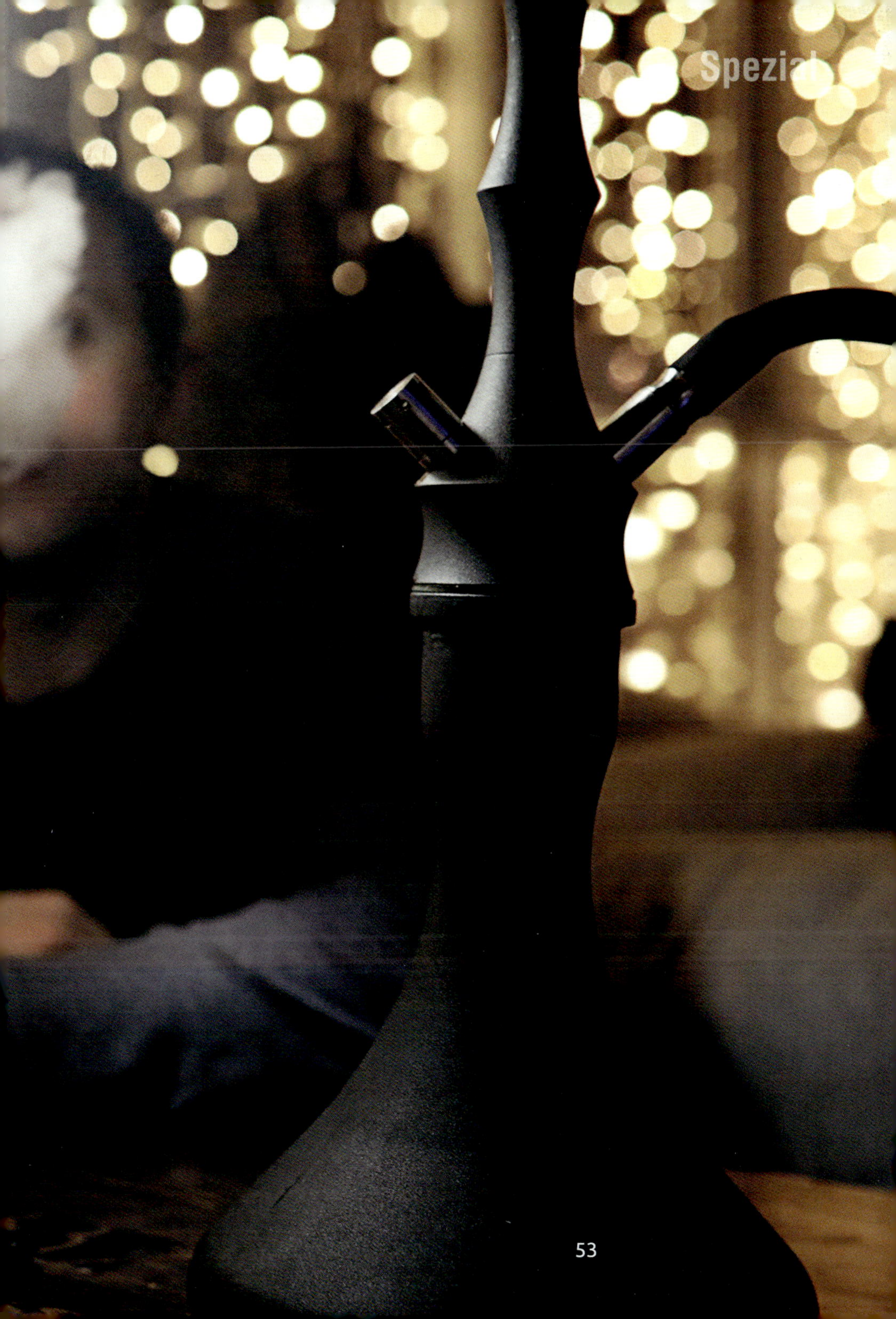

Firma an und erklärt seine missliche Lage, trifft aber nicht auf viel Verständnis. Er hätte ja schließlich früher losfahren können. Die anderen seien ja auch pünktlich gekommen. Irgendwann löst sich der Stau auf, und voller Stress und Hektik kommt der Nichtraucher an seinem Zielort an.

Rauchen hilft nicht gegen situativen Stress, der im Leben immer mal vorkommt. Rauchen hilft nur dabei, den Entzugsstress so gering wie möglich zu halten.

Beispiel Raucher: Stellen Sie sich nun die gleiche Situation bei einem Raucher vor. Was macht ein Raucher die ganze Zeit zusätzlich? Er raucht, und zwar eine nach der anderen. Verändert sich irgendetwas an der Situation? Löst sich dadurch der Stau auf? Trifft er dadurch, dass er raucht, auf Verständnis in der Firma? Nein, an der nervenaufreibenden Situation ändert sich gar nichts!

Die Zigarette hat nicht die Macht, etwas an Situationen zu verändern. Der Raucher empfindet trotzdem die Zigaretten als entspannend. Denn er minimiert seinen Entzugsstress. Den möchte man in einer stressigen Situation ja nicht auch noch zusätzlich spüren müssen!

„Rauchen hilft beim Denken"

Beispiel Nichtraucher: Ein Nichtraucher bekommt von seinem Chef eine Zusatzaufgabe. Diese soll er so schnell wie möglich erledigen. Wie geht ein Nichtraucher diese Situation an? Er setzt sich hin, konzentriert sich und arbeitet diese Zusatzaufgabe aus. Er bleibt so lange am Schreibtisch sitzen, bis er fertig ist. Danach gibt er die Arbeit ab und macht weiter im Arbeitsalltag.

Beispiel Raucher: Wie geht ein Raucher in der gleichen Situation vor? Er raucht erst einmal eine. Warum? Bevor er sich hinsetzen und anfangen kann, sich zu konzentrieren, muss er sein Schmachtgefühl „wegrauchen". Erst dann kann er mit der Arbeit beginnen. Nach kurzer Zeit kommt dieses Schmachtgefühl aber wieder. Erst ist es ganz schwach, kaum zu spüren. Doch je mehr Zeit vergeht, umso stärker wird das Verlangen. Der Raucher wird immer mehr abgelenkt, die Konzentration sinkt und er denkt immer häufiger an eine Zigarette. Bis er dann schließlich wieder ins Raucherzimmer geht. Denn wenn er keine raucht, wird er noch unkonzentrierter, da das Schmachtgefühl immer stärker wird. Also wird zwangsweise die Arbeit unterbrochen, um zu rauchen. Zurück am Schreibtisch nimmt er die Arbeit wieder zur Hand, überlegt sich,

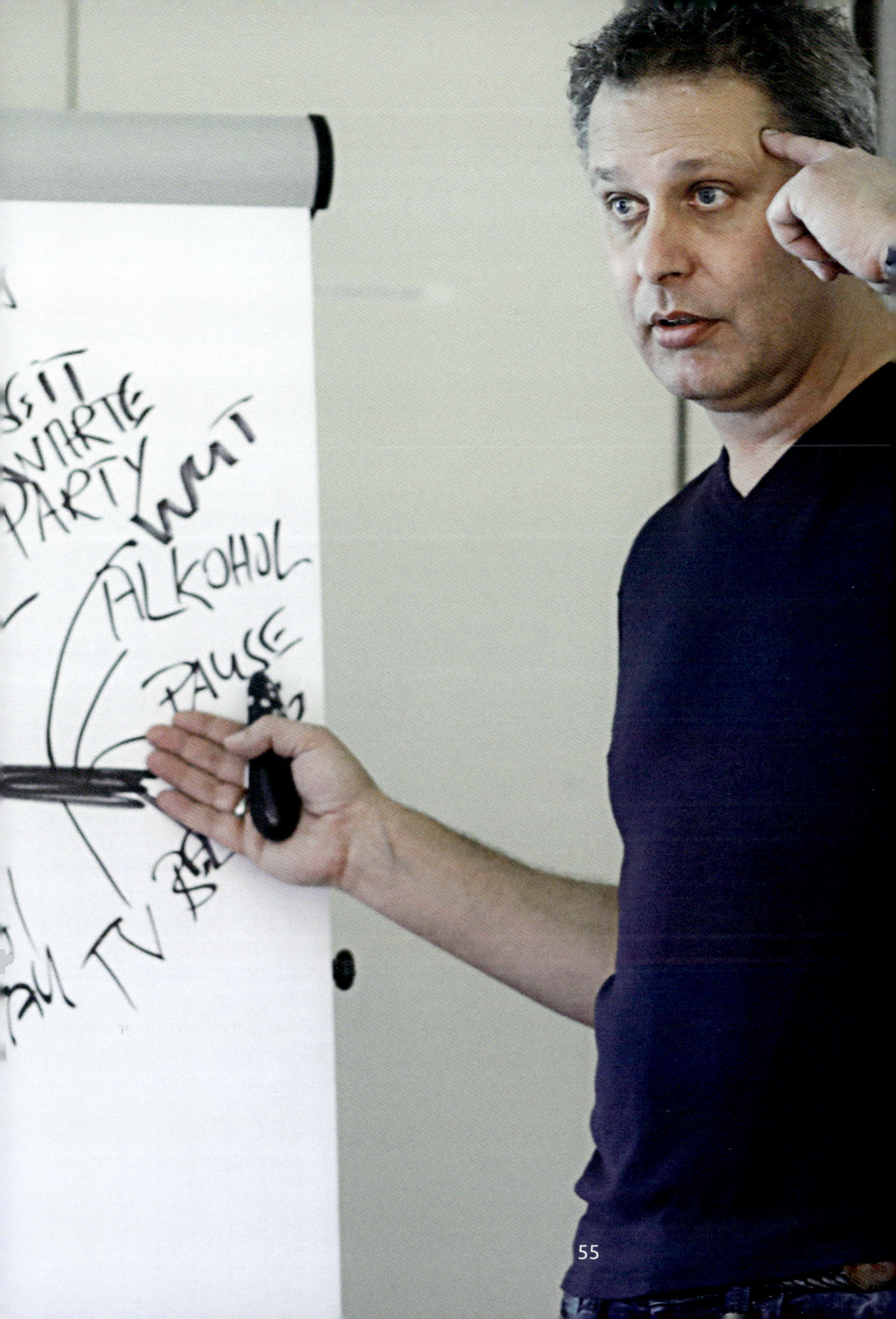
PARTY
WUT
ALKOHOL
PAUSE
TV

wie der Stand der Dinge war, um dann weiterzumachen. Leider sinkt aber der Nikotinpegel bald wieder. Das Schmachtgefühl kommt zurück. Nach einiger Zeit ist der Nikotinpegel wieder so weit gesunken, dass die Arbeit unterbrochen werden muss, um den Körper mit Nikotin zu versorgen. Irgendwann hat auch der Raucher die Zusatzaufgabe fertig, er gibt sie ab. Und dann? Erst mal eine rauchen!

Was lernt man daraus? Rauchen hilft nicht bei der Konzentration, sondern stört sie vielmehr. Ein Raucher schafft es nicht, sein Gehirn auf Konzentration zu schalten und zu arbeiten. Bevor er anfängt, muss er erst das Schmachtgefühl beseitigen. Er muss zudem ständig die Arbeit unterbrechen, wenn das Schmachtgefühl so groß ist, dass er sich deswegen nicht mehr konzentrieren kann. Die Arbeit dauert somit oft länger als bei Nichtrauchern. Zu guter Letzt will er sich für getane Arbeit auch noch mit einer Zigarette belohnen. Doch auch das ist ein Trugschluss: Man raucht nicht zur Belohnung, man raucht wegen des spürbaren Nikotinentzugs.

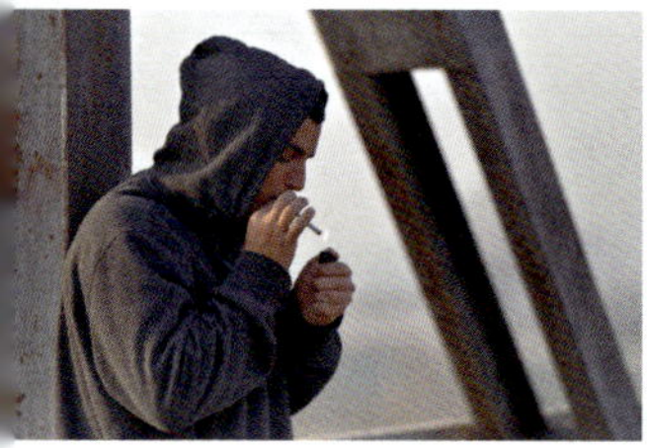

Als Raucher grenzt man sich oft vom geselligen Geschehen aus und wird zum Außenseiter, da die Zahl der „Frischluftatmer" immer größer wird!

„Rauchen macht gesellig"

Beispiel Nichtraucher: Der Nichtraucher geht auf eine Party. Was macht er? Er geht hin, bringt sich in Stimmung und ist gut gelaunt. Ist die Party zu Ende, wird er ruhiger, verabschiedet sich und geht schlafen.

Beispiel Raucher: Der Raucher fragt sich zuerst: „Ist das eine Raucherparty oder eine Nichtraucherparty? Muss ich auf den Balkon?" Damit die Stimmung steigt und um seine Nervosität vor den vielen unbekannten Leuten zu verbergen, raucht er erst einmal eine Zigarette, dann noch eine zweite. Natürlich gibt es auch Alkohol auf der Feier, was dazu führt, dass der Raucher mehr Nikotin erträgt. Er raucht eine nach der anderen, ganz automatisch, ohne es wirklich zu merken. Und wie fühlt er sich am nächsten Morgen? Der Kopf brummt, er hat einen schalen Geschmack im Mund und die Kleider stinken nach kaltem Rauch. Und was tut er immer dann, wenn es ihm schlecht geht? Er zündet sich erst mal eine Zigarette an.

Rauchen stört die Geselligkeit, denn Raucher gehen am liebsten nur dorthin, wo sie rauchen dürfen, Nichtrauchertreffen werden gemieden. Schließlich muss man zwischendurch seine Nikotinspeicher auffüllen, und unter Rauchern fallen diese gelegentlichen Zigarettenpausen nicht weiter auf. Trifft man aber doch einmal mit einer reinen Nichtrauchergruppe zusammen, muss man das gesellige Geschehen ab und zu verlassen und allein auf den Balkon oder vor die Tür gehen. So fällt es Rauchern nach einer gewissen Zeit schwer, sich bei einer Unterhaltung mit einem „Frischluftatmer" ausschließlich auf das Gespräch zu konzentrieren, weil die Schmacht langsam spürbar wird. Sich vor dem Nichtraucher einfach eine Zigarette anzuzünden, wäre aber unangenehm bzw. in einer Nichtraucherwohnung unangebracht. Also wird das Gespräch unterbrochen, um auf dem Balkon den Nikotinpegel zu erhöhen. Zudem hat man als Raucher meist keine Hand mehr frei – in der einen hält man ein Getränk, in der anderen die Zigarette. Gestikulierendes Reden oder eine Begrüßung wird in dieser Situation schwierig, man will schließlich auch nicht auf den Boden aschen oder dem Nachbarn ein Loch in die Jacke brennen.

Alkohol betäubt. Deshalb ist es auch so einfach, unter Alkoholeinfluss Kette zu rauchen, selbst wenn man normalerweise nicht so viel raucht.

„Rauchen hilft gegen Langeweile"

Beispiel Nichtraucher: Wie verhält sich ein Nichtraucher, wenn er einen Freund vom Bahnhof abholen soll und dort erfährt, dass der Zug eine halbe Stunde Verspätung hat? Vielleicht ärgert er sich kurz, aber dann schweifen die Gedanken ab, vielleicht zu einer demnächst anstehenden Besprechung oder zu möglichen Aktivitäten am gemeinsamen Wochenende. Er setzt sich auf eine Bank und denkt in Ruhe nach, liest eine Zeitung, geht vielleicht in das nächste Café um die Ecke, um in Ruhe etwas zu trinken. Er wird auf alle Fälle die Zeit so sinnvoll wie möglich nutzen.

Beispiel Raucher: Bevor der Raucher in sein Auto steigt, um zum Bahnhof zu fahren, kommt die Frage auf: „Wo sind meine Zigaretten und das Feuerzeug?" Hat er alles gefunden und eingesteckt, raucht er direkt eine Zigarette im Auto. Am Bahnhof angekommen, erfährt er von der Verspätung und ärgert sich kurz. Dann beginnt die Suche: „Wo darf man hier denn eigentlich rauchen?" Endlich in der Raucherzone angekommen, raucht er. Dann sieht er mit Schrecken, dass er nur noch eine Zigarette hat. Also führt der nächste Gang weiter zum Tabakladen. Vielleicht bekommt er Lust auf einen Kaffee, aber wie schade, im Bahnhof gibt es nur Nichtrauchercafés. Also holt er sich schnell einen Kaffee im Becher und geht wieder auf die Suche nach der nächstgelegenen Raucherzone. Wieder am Gleis angekommen, sieht er, dass er noch ein paar Minuten Zeit hat, also geht er zurück zum „Raucherplatz", um schnell noch eine zu rauchen – wer weiß, wann er in der nächsten Zeit noch mal dazu kommt.

Rauchen hilft also nicht gegen Langeweile und trägt auf keinen Fall zur Entspannung bei. Nichtstun, warten oder Tagträumen hinterherhängen empfinden Raucher als unangenehm, da sie in solchen Situationen die Schmacht eher spüren und dieses Gefühl „wegrauchen" müssen.

Konditionierungen

Kennen Sie den russischen Verhaltensforscher Iwan Petrowitsch Pawlow (1849–1936)? Er hat Verhaltensweisen von Tieren und Menschen erforscht und folgenden Versuch mit Hunden gemacht: Jedes Mal, bevor er ihnen etwas zu fressen gab, läutete er mit einer Glocke. Die Hunde gewöhnten sich daran. Und fingen, der Legende nach aus Vorfreude auf das Futter, bald an zu sabbern, wenn sie die Glocke hörten. Pawlow läutete nach einiger Zeit nur noch die Glocke, gab den Hunden aber nichts mehr zu fressen. Die Hunde sabberten trotzdem, obwohl sie kein Futter bekamen. Pawlow hat somit zwei Dinge verknüpft , die nichts miteinander zu tun haben: Glocke läuten und fressen. Aber in den Köpfen der Tiere war dies nun eine verbundene Einheit und löste bestimmte körperliche Reaktionen aus. Nehmen Sie sich noch einmal Ihr Blatt Papier zur Hand, auf dem Sie Situationen vermerkt haben, in denen Sie gern rauchen. Fällt Ihnen etwas auf? Ja, auch Sie haben sozusagen Reiz- Reaktions-Verknüpfungen in Ihrem Gehirn verankert. Immer, wenn eine bestimmte Situation eintritt, denken Sie automatisch an das Rauchen. Wie beispielsweise zum Kaffee, in geselliger Runde, zum Gläschen Bier oder Wein, nach dem Essen, in den Pausen, im Urlaub, im Auto, die erste Zigarette morgens, die beim Stress, die zur Konzentration, die als Belohnung etc. Und wenn Sie zu den Rauchern gehören, die durchschnittlich eine Schachtel pro Tag rauchen, dann greifen Sie ungefähr 7.300 Mal im Jahr zur Zigarette. Und das über Jahre hinweg. Da ist es ganz klar, dass man es sich regelrecht antrainiert hat, in bestimmten Situationen immer und immer wieder zur Zigarette zu greifen. Betrachten Sie die Situationen noch einmal genauer. Bestimmt fällt Ihnen auf, dass die aufgeschriebenen Momente einfach nur Situationen eines normalen Lebens sind. Auch Nichtraucher trinken Kaffee, gehen gern aus und trinken dabei ein Gläschen Bier, machen Pausen während der Arbeit, fahren Auto, ärgern sich, erleben Stress und verdienen ab und zu eine Belohnung. Zum Glück kann ein Mensch, sobald er solche antrainierten Verhaltensweisen durchschaut hat, diese auch ändern. Tiere können das nicht von allein, da ihnen das Bewusstsein dafür fehlt. Aber wie entstehen diese Reiz-Reaktions- Verknüpfungen? Wer hat sie uns „antrainiert"? Ein wichtiger Faktor sind natürlich die Vorbilder im eigenen Umfeld (s. S. 24 ff.): die Eltern, die bei Stress rauchen, um sich zu beruhigen, die coolen rauchenden Freunde, die Schauspieler, die mit ihren Zigaretten so elegant wirken, und natürlich die Werbung.

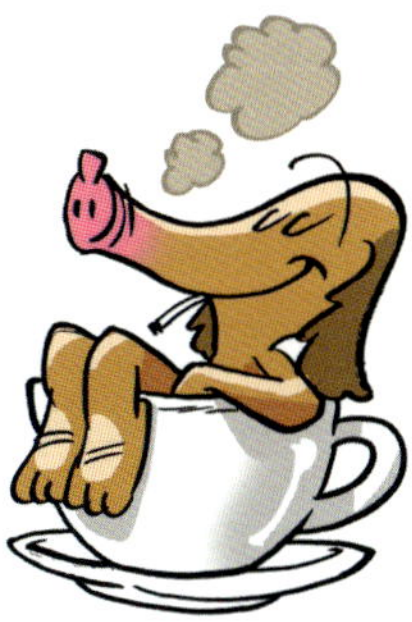

Die Wirkung der Werbung

Werbung zielt generell in zwei Richtungen: Zum einen liefert sie sachliche Argumente, warum man etwas kaufen sollte. Beim Kauf eines neuen Autos tauchen z. B. folgende Fragen auf: Welche Ausstattung, welche Motorisierung, welche Finanzierung? Hierbei geht es um rationale Dinge. Zum anderen spricht die Werbung aber auch Gefühle an, also unsere emotionale Seite. Welche Marke soll es sein, welche Farbe, welches Auto passt zu mir oder zu dem Bild, das ich von mir vermitteln möchte? Werbekampagnen dienen also immer sowohl als Informationsträger als auch als Vermittler von bestimmten Gefühlen, die mit dem beworbenen Produkt verbunden werden sollen. Die Werbung verstärkt somit eindeutig die Reiz-Reaktions-Verknüpfungen. Werbung will Menschen in eine bestimmte emotionale Lage versetzen, in der sie gewillt sind, ein Produkt als besonders wertvoll zu empfinden und es zu kaufen. Es soll das Gefühl vermittelt werden: „Wenn du dieses Produkt nicht besitzt, fehlt dir etwas ganz Wichtiges!" Die Zigarettenwerbung muss mit der leidigen Aufgabe klarkommen, ein komplett sinnloses, gesundheitsschädliches Produkt anzupreisen und zu verkaufen. Oder kennen Sie ein nachvollziehbares, vernünftiges Argument, weshalb ein „Frischluftatmer" oder ein Exraucher jemals wieder eine Zigarette rauchen sollte?

Doch die Marketingstrategen der Werbeagenturen sind bei diesen Fragen seit Jahren sehr geschickt. Sie verfolgen mit der

Reiz-Reaktions-Verknüpfungen

Auch Sie haben diverse Reiz-Reaktions-Verknüpfungen: in Situationen, in denen Sie automatisch ans Rauchen denken, ohne es wirklich zu wissen. Denken Sie einmal darüber nach: Kaffee – Rauchen; Essen – Rauchen; Geselligkeit – Rauchen; Pause – Rauchen. Eine lange Liste!

Werbung zweierlei Ziele: die noch nicht rauchenden Menschen zu Rauchern zu machen und die bereits rauchenden Raucher zu halten oder zu einem Markenwechsel zu bewegen. Die Zigarettenwerbung will zum einen ihr Produkt verkaufen – Raucher sollen es haben wollen, zu jedem Preis. Zum anderen zeigt sie eine angenehme Welt des Rauchens und gibt dem Raucher alle möglichen Argumente an die Hand, warum Rauchen so viel Spaß macht. Ganz gleich, welche Zigarettenwerbung man betrachtet, ob auf einem Plakat oder im Kino – immer werden attraktive, glückliche, zufriedene Menschen gezeigt, in deren Leben die Zigarette ein fester Bestandteil ist.

Warum rauchen wir?

„Rauchen macht Spaß, ist schick, entspannt, gehört zum Kaffee. Raucher sind sexy, stark, nett, tolerant und aufgeschlossen." Die Werbung spiegelt bekannte Situationen wider – von denen Sie sicher einige auf Ihrem Blatt „Meine Zigaretten-Situationen" wiederfinden –, stellt die Verknüpfung zu den einzelnen Konstellationen her und verstärkt diese Verbindung sogar noch. Die meisten Raucher haben diese Glaubenssätze akzeptiert und plappern sie einfach nach, wenn sie nach einer Begründung für das Rauchen gefragt werden. Die wenigsten machen sich bewusst, woher eigentlich die Argumente stammen und hinterfragen sie nicht. Und das gilt auch für Sie: In dem Moment, in dem Sie körperlich von dem Nervengift Nikotin abhängig geworden sind, sind Sie zum Raucher geworden. Seitdem Sie rauchen, haben Sie Ihren Alltag weiterhin so erlebt wie zuvor als Nichtraucher. Allerdings haben Sie als Raucher nach einiger Zeit viele Alltagssituationen mit dem Rauchen verknüpft, die zuvor keinerlei Bezug zu Zigaretten hatten – Kaffee, Stau, Stress, Langeweile, Konflikte. Zu Beginn wird also der Körper süchtig. Danach erst entstehen die individuell unterschiedlichen Reiz-Reaktions-Verknüpfungen, an die man sich im Lauf der Zeit gewöhnt – bis Sie irgendwann in bestimmten Situationen automatisch eine Zigarette anzünden, da diese Tätigkeit oder diese Gefühlslage scheinbar „schon immer" mit dem Rauchen einer Zigarette einherging.

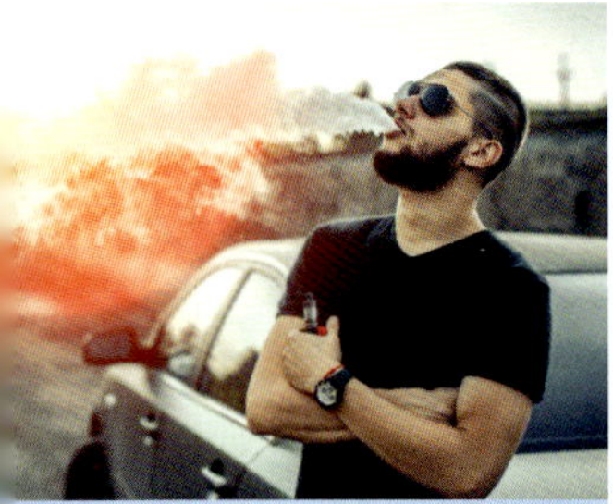

Selbstbeschränkung

Kinder und Jugendliche sollen von der Werbung für Zigaretten nicht ausdrücklich angesprochen werden, weshalb man sich in Deutschland in einer Selbstbeschränkung verpflichtet, nicht mit Models zu werben, die jünger als 30 wirken. Doch die Wirklichkeit sieht anders aus.

Raucherlogik

Es gibt bestimmte Argumente, die von Rauchern immer wieder gern angeführt werden, um das Rauchen zu begründen. Bei genauer Betrachtung sind diese Erklärungen aber nicht haltbar:

Die Werbung für Zigaretten verstärkt eindeutig die Reiz-Reaktions-Verknüpfungen.

„Raucher haben mehr Pausen."

Ist es wirklich eine Pause, sich jede 45 Minuten ein Röllchen Kraut, versetzt mit Hunderten von Chemikalien, in den Mund zu stecken, anzuzünden und den Rauch zu inhalieren? Oder ist es eher eine Zwangshandlung, der Sucht geschuldet? Wenn Sie eine Pause machen wollen, tun Sie dies, aber bitte, wann Sie es wollen, und nicht dann, wenn es Ihnen ein Suchtstoff diktiert!

„Raucher kommen mit anderen schneller in Kontakt."

Gemeinsamkeiten verbinden. Sei es am Spielplatz, wenn sich Eltern gleichaltriger Kinder immer wieder treffen, sei es in Selbsthilfegruppen, sei es in einem Tanzverein – und manchmal wird dabei auch geraucht. Gleich und gleich gesellt sich gern. Das hat aber nichts mit dem Rauchen zu tun!

„Irgendjemand muss doch hier im Lande Steuern zahlen."

Ausreden, Ausreden, Ausreden. In Wahrheit geht es nur um Nikotinzufuhr.

Sie zahlen gern Steuern? Schön, machen Sie es doch einfach weiterhin auch. Kaufen Sie bis an Ihr Lebensende Zigaretten, aber rauchen Sie diese bitte nicht! Der Staat, Ihr Körper und Ihre Umwelt danken es Ihnen.

„Ich werde schon nicht krank."

Wieso sind Sie sich da so sicher? Laut einer weltweiten Statistik erkrankt jeder zweite Raucher an den Folgen des Rauchens schwer. Jeder vierte stirbt vorzeitig an den Folgen des Rauchens.

„Mein Opa war Kettenraucher und ist 85 Jahre alt geworden."

Vielleicht wäre er 95 Jahre alt geworden, hätte er nie geraucht! Vielleicht hätte er den schrecklichen Herzinfarkt nicht gehabt oder den Schlaganfall, der ihn aus dem Leben gerissen hat. Und bitte bedenken Sie: Sie leben Ihr eigenes Leben!

„Auch Nichtraucher bekommen Krebs."

Das stimmt, auch Nichtraucher bekommen Krebs – nur liegt die Wahrscheinlichkeit bei vielen Krebserkrankungen deutlich nied-

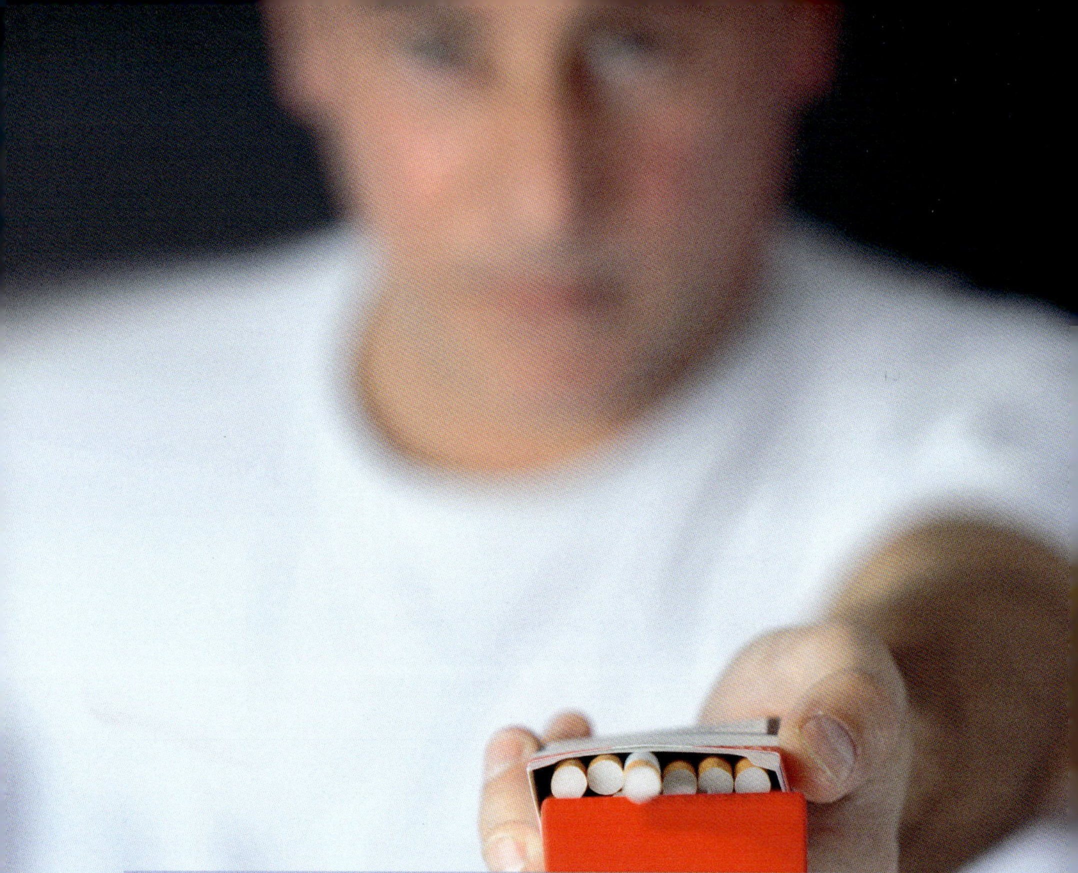

Interessant zu wissen:

2005 hat Deutschland ein umfassendes Tabakwerbeverbot der WHO-Konventionen ratifiziert, aber als einziges Land der EU bis heute nicht umgesetzt.

Viele Millionen Kinder und Jugendliche sehen tagtäglich Tabakwerbung an Litfaßsäulen oder an Bushaltestellen. Die Werbung zeigt Themen der Jugendlichen in schönen bunten Farben. Das verleitet die Jugendlichen zu einem Rauchstart. Ein Gesetzesentwurf zum Verbot von Tabakaußenwerbung liegt mittlerweile vor, leider wurde dieses noch nicht vom Bundestag genehmigt (Stand September 2017).

2015 lagen die Werbeausgaben der Tabakindustrie in Deutschland bei insgesamt 232 Mio. Euro, davon wurden 91,2 Mio. Euro für Außenwerbung ausgegeben.

riger als bei Rauchern. Von zehn Lungenkrebstoten haben neun vorher geraucht.

Raucherlogik wird bei genauerer Betrachtung unlogisch.

„An irgendetwas muss man schließlich sterben."
Das Leben ist viel zu schön, als dass man es sich mit Rauch und Gestank verderben sollte. Schließlich beeinflusst das Rauchen die Qualität des gesamten Lebens – nicht zuletzt auch Ihrer Umwelt.

„Dem Nikotin wird eine heilende Wirkung zugesprochen."
Im 17. Jahrhundert dachte man das tatsächlich. Heute weiß man, dass Nikotin ein Nervengift ist und süchtig macht.

„ ‚Light'-Zigaretten sind gesund."
Das ist nicht richtig. Denn wer sogenannte „Light"-Zigaretten raucht, inhaliert meist stärker, zieht öfter an der Zigarette oder raucht insgesamt mehr Zigaretten als Nicht-„Light"-Raucher, um an die nötige Nikotindosis zu kommen. Und das macht die „Light"-Zigaretten besonders gefährlich. Keine Zigarette ist gesund. Frische Luft zu atmen ist gesund – alles andere ist unnötig.

Rauchen ist der wichtigste Risikofaktor für Krebs.

„Ich rauche, damit ich etwas in der Hand habe."
Gut, Nehmen Sie die Zigarette in die Hand, aber zünden Sie sie nicht an! Dann sehen Sie: Darum geht es nicht.

„Ich rauche einfach gern."
Das ist eine häufig vorgebrachte Erklärung von Rauchern, wenn sie nicht mehr wissen, wie sie argumentieren sollen. „Lass mich doch endlich in Ruhe. Ich rauche halt gern!" Das ist wohl neben „Rauchen macht schlank!" einer der genialsten Werbesprüche. Was halten Sie in Zukunft von „Ich rauche einfach gern nicht mehr!"?

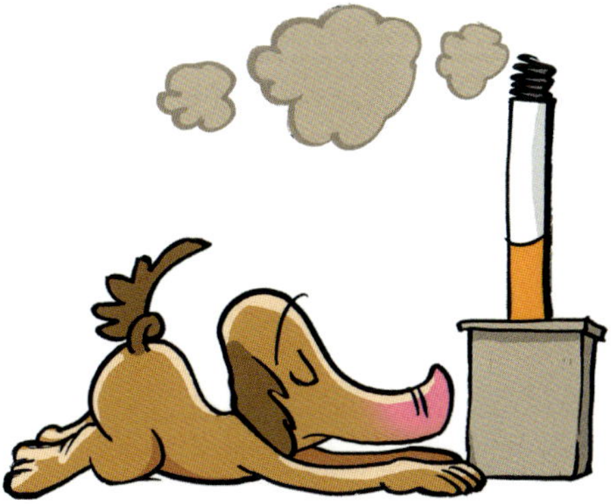

Wie sieht die Wirklichkeit aus?

Was hat Rauchen mit Konzentration zu tun?

Man ist als Raucher ständig abgelenkt und kann sich ohne Zigaretten nicht wirklich konzentrieren. Außerdem fehlt Rauchern Sauerstoff.

Was hat Rauchen mit Beschäftigung zu tun?

Man beschäftigt sich nur deshalb mit Zigaretten, weil man das Nervengift Nikotin benötigt. Ohne Nikotin brächte die Zigarette gar nichts.

Was hat Rauchen mit Entspannung zu tun?

Man bekommt als Raucher Panik ohne Zigaretten. Wenn sich die Packung dem Ende zuneigt und der Zigarettenautomat vor der Haustür defekt ist, fährt man schnell noch zur Tankstelle und holt sich Zigaretten.

Was hat Rauchen mit Persönlichkeit zu tun?

Unabhängigkeit von Suchtmitteln macht eine echte Persönlichkeit aus.

Was hat Rauchen mit Erotik zu tun?

Leider nicht viel, denn Raucher haben Mundgeruch, gelbe Finger und gelbe Zähne, die Haut altert schneller, die Kleidung riecht nach kaltem Rauch, und auch in der Wohnung herrscht ständig ein unangenehmer Geruch.

Was hat Rauchen mit Pausen zu tun?

Die Zigarettenpause wird nur eingelegt, weil der Pegel des Nikotins sinkt – es hat also nichts mit Entspannung oder Ruhe zu tun, da der Körper den Raucher zwingt, seiner Sucht nachzugeben.

Was hat Rauchen mit Selbstbestimmung zu tun?

Raucher sind nicht selbstbestimmt, denn Rauchen ist eine Zwangshandlung. Raucher müssen rauchen, um das Schmachtgefühl loszuwerden und ihre Nikotinspeicher wieder aufzufüllen.

Was hat Rauchen mit Geschmack zu tun?

Die Aussage, dass Zigaretten schmecken würden, ist eine Illusion – wie Sie am eigenen Leib bei dem Geschmackstest (s. S. 49) erfahren haben.

Tabakindustrie

Diskussionen über das Rauchen drehen sich meist um die ruinierte Gesundheit von Rauchern oder um das Geld, das Raucher zum Fenster hinauswerfen. Doch das Thema Rauchen umfasst noch weitere wichtige Aspekte. Wer verdient beispielsweise das viele Geld mit den Zigaretten? Einen Teil erhält der Staat in Form von Steuern. Den Rest, und das ist der Löwenanteil, bekommt die Tabakindustrie, die die Zigaretten herstellt und vertreibt.

Das perfekte Produkt

Aus Sicht eines Unternehmers sind Zigaretten ein perfektes Produkt. Fragen Sie einen Marketingexperten nach der Kundenbindung von Zigaretten, also der Bereitschaft des Kunden, das Produkt regelmäßig und häufig zu kaufen, wird er antworten: „Fast 100 Prozent." Sie wissen natürlich, warum: Die Käufer, also die Raucher, sind abhängig von Nikotin, sie können sich nur noch mit dem Suchtstoff wohlfühlen. Sobald der Nikotinpegel sinkt, verlangt ihr Körper nach dem Gift – ein sich regelmäßig wiederholender Ablauf. Und da nur Tabakprodukte diesen Stoff bieten, werden die Raucher auch weiterhin treue Kunden der Tabakindustrie bleiben.

Die Schwankungen des Nikotinpegels sind ein Mechanismus, der den Rauchern das Geld aus der Tasche zieht.

Eine sinnlose und teure Sucht

Über die Jahre und Jahrzehnte verbrennen Raucher oft Hunderttausende von Euro – und das, obwohl das Rauchen keinen wirklichen Sinn hat. Denn Nichtraucher brauchen es nicht; nur Süchtige benötigen ihren Suchtstoff, wenn der Pegel ihrer Droge sinkt. Die Folge ist, dass Raucher den Stoff zu sich nehmen, um den Nikotinspiegel zu heben, nach einer bestimmten Zeit ist dieser jedoch wieder so weit gesunken, dass für Nachschub gesorgt werden muss. Das Rauchen selbst erhält also die Sucht aufrecht.

Wer profitiert von der Sucht?

Wer mit Suchtmitteln handelt, wird reich. Das ist nicht nur bei Kokain und Heroin so. Auch legale Drogen – wie beispielsweise Alkohol oder Zigaretten – bilden einen riesigen Markt. Die Tabakindustrie, ihre Händler und Werbeagenturen streichen Milliarden mit einem Produkt ein, das zugleich süchtig und krank macht und im schlimmsten Fall tötet.

Der Beweis: Nikotin macht süchtig

Die Suchtwirkung von Nikotin ist heute allgemein anerkannt.

Vielleicht stellen Sie sich auch manchmal die folgende Frage: „Weiß man überhaupt so genau, ob Tabak wirklich abhängig macht?" Und sie denken: „Eigentlich könnte ich ja jederzeit wieder aufhören." Doch ein Dokument des US-Tabakherstellers Brown & Williamson aus dem Jahre 1963 stellt die Sachlage klar: „Nikotin macht süchtig. Wir sind also im Geschäft, Nikotin zu verkaufen, eine abhängig machende Droge." Dennoch wurde erst im Jahr 2003 eine globale Gesundheitskonvention im Rahmen der Weltgesundheitskonferenz verabschiedet, die zum ersten Mal zu dem Thema Stellung bezog:

- Der Konsum von Tabak und auch Passivrauchen führen zu Krankheit, Invalidität und Tod.
- Viele Produkte der Tabakindustrie werden technisch so gestaltet, dass sie Abhängigkeit erzeugen und diese aufrechterhalten.
- Viele in tabakhaltigen Erzeugnissen enthaltene Verbindungen sind giftig, können die Gene verändern und sind krebserregend.

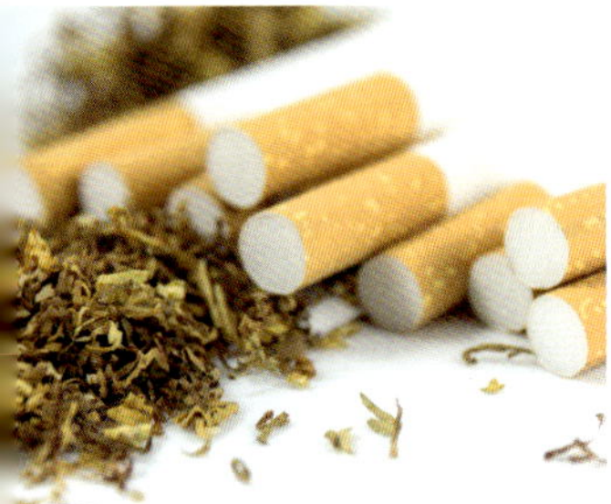

Bereits Anfang der 1950er-Jahre wurden die ersten wissenschaftlichen Studien zu den Gesundheitsgefahren und zum Abhängigkeitspotenzial von Zigaretten vorgelegt. Auch konnte man unzählige krebserregende Stoffe im Tabakrauch nachweisen. Anfang der 1990er-Jahre schließlich wurden in den USA gerichtliche Prozesse gegen verschiedene Tabakkonzerne durchgeführt. In der Folge wurden die Firmen u. a. dazu verpflichtet, interne Dokumente zu veröffentlichen. Aus diesen wurde deutlich, dass die wissenschaftlichen Ergebnisse zum Zusammenhang von Zigaretten und tödlichen Erkrankungen mit den internen Forschungen der Industrie übereinstimmten. Da es inzwischen zahlreiche Studien zu dem Suchtstoff Nikotin und dem Risikofaktor Rauchen gibt, wuchs in den letzten Jahren der politische und gesellschaftliche Druck auf die Konzerne. Deshalb verfolgen einige Tabakkonzerne eine neue Strategie in Bezug auf ihre Außendarstellung. So werden auf den Internetseiten vieler Firmen die wissenschaftlichen Erkenntnisse zum Thema Rauchen, wie Nikotin oder Sucht, sowie gesundheitliche Auswirkungen des Rauchens oder Passivrauchens ausdrücklich erwähnt und vorgestellt sowie dem Leser Tipps zum Aufhören gegeben. Allerdings wird durch bestimmte Formulierungen der Eindruck erweckt, dass der Weg zum Nichtrauchen sehr schwierig sei und zahlreiche Menschen bereits daran gescheitert seien – was ja auf Sie nicht zutreffen muss.

Chemische Veränderungen an Zigaretten

Wer ist für die Angaben auf den Zigarettenschachteln verantwortlich, und wieso stehen nur drei Inhaltsstoffe auf den Packungen? Was ist in Zigaretten sonst noch alles enthalten, und was passiert, wenn man die Verbrennungsprodukte inhaliert? Wer misst diese Werte und womit? In welchen Institutionen werden diese Messungen getätigt, und wer gibt sie in Auftrag? Sind die Angaben von mehreren unabhängigen Stellen überprüfbar? Wer stellt die Messgeräte zur Verfügung und wählt diese aus, wer ist für eine faire Normierung zuständig?

Die Öffentlichkeit und die politischen Entscheidungsträger wurden lange Zeit offiziell belogen, klare wissenschaftliche Studien, die die gesundheitsgefährdenden Seiten des Rauchens belegten, infrage gestellt.

Erschreckenderweise geht aus internen Dokumenten der Tabakindustrie hervor, dass die Tabakkonzerne für einen Großteil der obigen Fragen selbst die Antworten liefern.

Das Messverfahren

Innerhalb der Europäischen Union werden die Werte der Zigaretten mit Messverfahren gemäß der Internationalen Normierungsorganisation (International Standards Organisation, ISO) gemessen. Dieses Messverfahren wurde von der Tabakindustrie entwickelt. Hierbei zieht eine Maschine einmal in der Minute eine bestimmte Menge Rauch von einer Zigarette ein, bis diese auf eine festgelegte Stummellänge heruntergebrannt ist. Inzwischen ist allgemein anerkannt, dass die Ergebnisse dieser Messungen nicht das tatsächliche Rauchverhalten eines wirklichen Rauchers widerspiegeln, sondern nur ein im Vorfeld mit verschiedenen Messgrößen festgelegter Durchschnittswert ermittelt wird. Das menschliche Rauchverhalten unterscheidet sich von dem der Rauchmaschine z. B. in Bezug auf Volumen und Häufigkeit der Züge. Außerdem können die verwendeten Maschinen das in der Gasphase verfügbare freie Nikotin nicht messen. Dieses Nikotin ist allerdings entscheidend für das Ausmaß der Abhängigkeit.

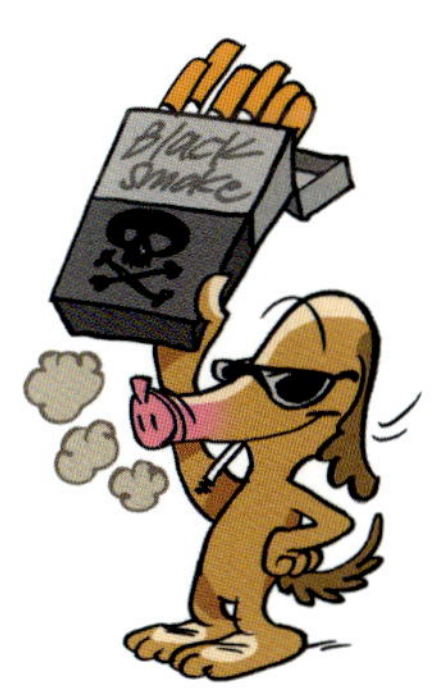

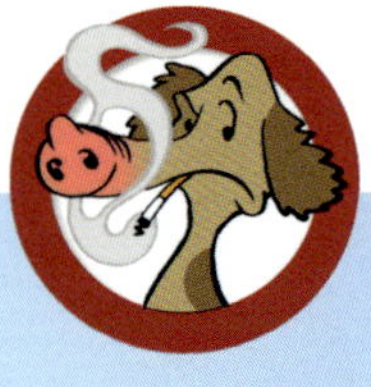

Was ist eine Zigarette?

Die moderne Zigarette ist nichts weiter als eine effiziente Nikotinverabreichungsvorrichtung, aus der größtmöglicher wirtschaftlicher Nutzen gezogen werden kann.

Die Untersuchungen zu Teer-, Nikotin- und Schadstoffgehalt werden zum Großteil mit von der Tabakindustrie entwickelten Messverfahren durchgeführt. Entsprechend fragwürdig sind die Ergebnisse.

Die Messergebnisse der Maschinen erwecken den Anschein, dass geringe Teerwerte zwangsläufig auch zu geringeren Nikotinwerten führen, was so nicht stimmt. Auch der Aufbau einer Zigarette wird bei der Messung nicht beachtet. So spielen z. B. die Ventilationslöcher am und im Filtersystem eine wichtige Rolle dabei, wie groß die Menge der Schadstoffe ist, die der Raucher einatmet.

Beim Rauchen verschließt man mit seinen Lippen möglicherweise vorhandene Ventilationsöffnungen im Filter. Auch mit dem Zeige- und Mittelfinger werden häufig die Löcher vorn am Filtersystem verdeckt. So nimmt man eine größere Menge an Schadstoffen auf als die im Laborversuch verwendete Maschine. Die geschilderten Sachverhalte führen natürlich dazu, dass die auf den Zigarettenpackungen angegebenen Nikotin- oder Teerkonzentrationen erheblich von den Werten abweichen, denen der Raucher ausgesetzt ist. Die Industrie wusste über die Wirkungsweise des Abhängigkeit erzeugenden Nikotins Bescheid. Durch Steuerung des Nikotinspiegels mittels Zusatzstoffen, Anbaumethoden und anderer in den folgenden Abschnitten näher erläuterte Techniken suchte man nach Möglichkeiten, eine „optimale" Nikotindosis für die Raucher verfügbar zu machen – eine Menge, die auf der einen Seite den Raucher befriedigt und auf der anderen Seite der Nachfrage nach Produkten mit geringem Teer- und Nikotingehalt entspricht. Denn viele Raucher versuchen, durch das Rauchen von Zigaretten mit niedrigen Teer- und Nikotinwerten bzw. von sogenannten „Light"-Produkten (mittlerweile nicht mehr zulässige Bezeichnung, s. S. 63) ihr Gewissen zu beruhigen, indem sie diese Zigaretten als vermeintlich „gesünder" einstufen. Doch eine ständige Nikotinreduktion in den Zigaretten würde langfristig einer Vernichtung der Tabakindustrie gleichkommen. Ziel der Produzenten musste es also sein, den Gesamtnikotingehalt der Zigarette zu verringern, jedoch das Abhängigkeitspotenzial beizubehalten – oder sogar noch zu steigern!

Die Säure-Basen-Chemie als Grundlage des Suchtpotenzials

Eine Vielzahl an Produktveränderungen bei Tabakwaren während der letzten 50 Jahre führte dazu, dass eine moderne Zigarette heutzutage nicht mehr als eine extrem effiziente Form der Nikotinverabreichung ist. Eine Möglichkeit der Manipulation bei der Herstellung von Zigaretten ist die Säure-Basen-Chemie als Grundlage des Abhängigkeitspotenzials.

Der pH-Wert (Säure-Basen-Haushalt) der Zigarette bestimmt, in welcher chemischen Form das Nikotin im Tabakrauch vorliegt. Die jeweilige stoffliche Verfügbarkeit des Nikotins hat wiederum einen Einfluss auf die Stärke der Nikotinwirkung im Körper. Nikotin kann im Zigarettenrauch sowohl in gebundener Salzform als auch als freie Base vorkommen. Bei Letzterem spricht man auch von freiem Nikotin, das sich bei einem pH-Wert von über 6,0 aus dem gebundenen salzförmigen Nikotin löst. Wird der pH-Wert entsprechend manipuliert, steigt der Anteil an verfügbarem Nikotin an, da der basische Anteil des Tabakrauchs mehr freies Nikotin enthält. Dieses wird schneller aufgenommen und gelangt deshalb auch schneller ins Gehirn, was wiederum zu einer gesteigerten Intensität und Dauer seiner Wirkung führt.

Das bedeutet, dass vom Raucher trotz verringerter Nikotinmenge in der Zigarette, z. B. in sogenannten „Light"-Zigaretten, ein gleichbleibender oder sogar größerer Anteil Nikotin aufgenommen wird. Durch diese gezielte Steuerung der Säure-Basen-Chemie in der Zigarette kann die Regelmessung zur Ermittlung des Gesamtnikotingehalts von Tabakwaren umgangen werden. Denn die von der Tabakindustrie entwickelte Messmethode ermittelt Werte, die nicht die Nikotindosen anzeigen, welche die Raucher tatsächlich aufnehmen. Der pH-Wert des Tabakrauchs moderner Zigarettenmarken liegt vielmehr im Bereich von 6,0 bis 7,8 – was zu einem Anteil des freien Nikotins von bis zu 40 Prozent am Gesamtnikotingehalt führt.

Eine unverhältnismäßig große Steigerung des pH-Werts wurde von der Tabakindustrie dennoch nicht verfolgt, da der Tabakrauch sonst nicht mehr inhaliert werden kann. Die Frage nach der optimalen Höhe des pH-Werts wird von der Industrie nicht allgemein beantwortet, da für jede Zielgruppe, ob langjähriger Raucher oder Einsteiger, eine andere Vorstellung von diesem perfekten Wert besteht. Für die Tabakindustrie ergibt sich dieser deshalb aus einer maximalen Nikotinzufuhr bei minimaler Reizung für den Raucher.

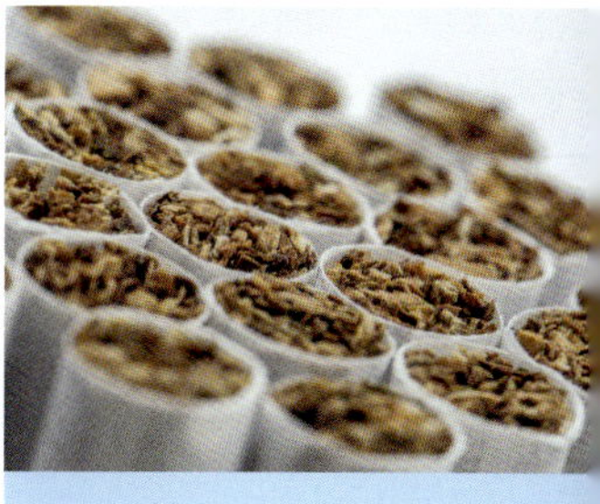

Tabakindustrie, Wahrheiten (I)

Dass die Tabakindustrie eifrig forscht, um Abhängigkeit zu erzielen und zu verstärken, beweisen beispielsweise die beiden folgenden Auszüge aus Dokumenten der Tabakindustrie: „Die Zigarette sollte nicht als Produkt betrachtet werden, sondern nur als Verpackung. Das Produkt ist Nikotin. Der Rauch einer Zigarette ist die finale Verpackung" (Philip Morris, 1972), „Ich glaube, wir können sogar jetzt schon sagen, dass wir den Nikotinspiegel (...) auf fast jede vom Management möglicherweise gewünschte Höhe ziemlich genau einstellen können" (Brown & Williamson, 1963).

Die Funktion von Tabakhülle und Filtersystem

Auch durch Manipulationen am Filter und am Hüllpapier lässt sich das Abhängigkeitspotenzial der Zigarette erhöhen. Es gibt hierbei zwei Möglichkeiten: Zum einen kann man durch die Zugabe von bestimmten Chemikalien zum Hüllpapier, wie z. B. Kaliumacetat, Natriumcitrat oder Natriumcarbonat, die Abbrenngeschwindigkeit einer Zigarette zwischen den Zügen verlangsamen. Dies hat eine erhöhte Aufnahme von Rauch und somit auch von Nikotin zur Folge, während in den Zugpausen natürlich auch weniger Tabak ungenutzt verbrennt. Zum anderen werden Filtersysteme verwendet, die durch Belüftungslöcher im Filter manipuliert werden oder mit basischen Zusätzen getränkt sind, um den pH-Wert zu steigern.

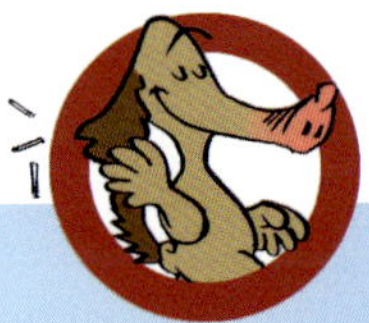

pH-Wert

Der pH-Wert ist das Maß für die saure, neutrale oder basische Reaktion einer wässrigen Lösung. Die pH-Wert-Skala liegt zwischen 0 und 14, ein pH-Wert von 7 zeigt eine neutrale Lösung an. Oberhalb dieses Werts ist die Lösung basisch, unterhalb ist sie sauer.

„Light" bedeutet nicht gesund!

Raucher atmen ständig giftige Rußpartikel ein – auch wenn sie „Light"-Zigaretten rauchen. Teilweise sind diese kleinen Teilchen, die man auch als Teer oder Kondensat bezeichnet, bis zu einem Millimeter groß. Um die offensichtliche Gesundheitsgefahr zu verschleiern, produziert die Zigarettenindustrie angeblich „milde" oder „leichte" Zigaretten. So wird dem Konsument vorgetäuscht, man könne auch „gesund" rauchen. Dabei sind auch diese Zigaretten, die teilweise tatsächlich einen niedrigeren Teer- und Nikotingehalt haben, sehr gefährlich: Durch feine Löcher am Filter wird der eingeatmete Rauch mit Luft verdünnt, was zu einer niedrigeren Schadstoffkonzentration führen soll. Allerdings werden die feinen Löcher im Filter beim Rauchen häufig von Fingern oder Lippen verdeckt, weshalb die Luftzufuhr wie erwähnt verhindert wird. Außerdem tendieren Raucher von Light-Zigaretten dazu, mehr zu rauchen und jeden einzelnen Zug tiefer zu inhalieren – schließlich wollen sie ihren individuell nötigen Nikotinpegel erreichen, der natürlich unabhängig von der niedrigeren Nikotinmenge im Tabak weiterhin gleich bleibt. Deshalb ist auch das Rauchen von „milden" Zigaretten mit einem erhöhten Risiko für Krebserkrankungen, insbesondere einer besonders bösartigen Form des Lungenkrebses, verbunden. Aus diesen Gründen sind die Bezeichnungen „Mild"- und „Light"-Zigaretten mittlerweile verboten.

Eine Möglichkeit der Manipulation von Zigaretten bei der Herstellung ist die Veränderung der Säure-Basen-Chemie.

Die Bedeutung von Anbaumethoden und Tabaksorten

Es gibt bei den verschiedenen Tabaksorten Unterschiede im Nikotingehalt. Den höchsten Nikotingehalt hat Burley-Tabak, gefolgt von Virginia-Tabak und Orientalischem Tabak. Auch lässt sich durch bestimmte Trocknungsverfahren der Tabakblätter der pH-Wert steigern.

Die chemische Zusammensetzung des Tabakblatts lässt sich außerdem über bestimmte Anbautechniken steuern. So verhilft eine vermehrte Nitratdüngung zu einem höheren Nikotingehalt im Tabakblatt und zu einem späteren höheren Anteil an freiem Nikotin im Tabakrauch.

Jedoch wird durch eine verstärkte Stickstoffdüngung auch der Anteil an krebserregenden Stoffen (sogenannten Nitrosaminen) im Tabakblatt gesteigert. Diese tabakspezifischen Nitrosamine entstehen beim Trocknungsverfahren und befinden sich bei der Verbrennung im Tabakrauch.

Inhaltsstoffe des Tabakrauchs

Jeder Raucher denkt, dass er genau weiß, was seine Zigaretten enthalten: Teer, Nikotin und Kohlenmonoxid. Die Mengen der einzelnen Inhaltsstoffe kann man auf der Verpackung ablesen. Leider sind Tabakwaren aber schon seit vielen Jahren keine ausschließlich mit Tabak gefüllte Papierhülle mehr. Vielmehr sind diese Produkte hoch entwickelte Chemieerzeugnisse, an deren Zutatenzusammensetzung zahlreiche Wissenschaftler beteiligt sind. Und ganz gleich, ob Zigarette, Zigarre oder Pfeifentabak – alle Produkte dienen dem einen Ziel, die Droge Nikotin möglichst effizient und weitreichend unter die Leute zu bringen. Auf den Packungen wird z. B. nicht erwähnt, dass eine Zigarette auch Papier enthält. Weiter kann man sich fragen, mit welchem Leim dieses Papier verklebt wurde, welche Verbrennungsprodukte beim Abbrennen der Zigarette entstehen, mit welchen Chemikalien der Filter getränkt wurde und was diese Stoffe in den Lungen, im Blut oder an den Organen bewirken. Die Angaben auf der Schachtel lassen auch die bis zu 600 Zusatzstoffe, die von der Industrie dem Tabak beigefügt werden, außer Acht. Im Grunde genommen sind aber in erster

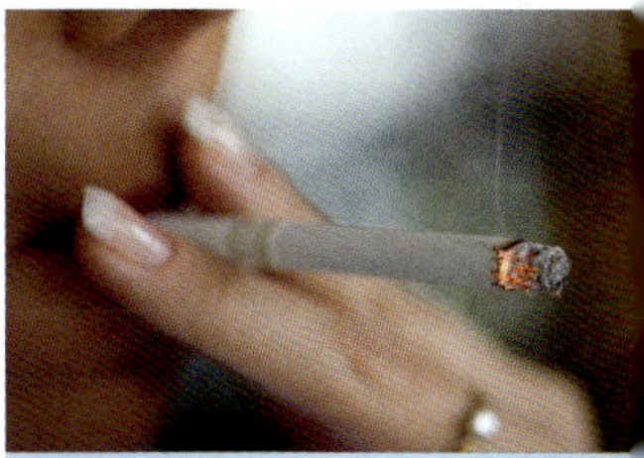

„Light" erschwert das Aufhören

Es gibt Studien, die besagen, dass sich Raucher von „Light"-Zigaretten schwerer damit tun, von der Sucht loszukommen, da sie sich in der falschen Sicherheit wiegen, weniger Schadstoffe aufzunehmen, und deshalb das Gesundheitsrisiko nicht mehr so groß scheint.

Linie nicht die Tabaksorten und deren 600 Zusatzstoffe interessant, sondern vielmehr die Frage: Was passiert eigentlich, wenn der Tabak mit den Substanzen angezündet wird, und weshalb werden diese Stoffe dem Tabak überhaupt zugesetzt?

Zusatzstoffe

Tabakprodukte enthalten mehr, als auf der Packung unter Inhaltsstoffe angegeben ist. Hier findet man nämlich nur Angaben zu Nikotin-, Teer- und Kohlenmonoxidgehalt. Aber den Suchtmitteln werden noch zahlreiche andere Stoffe zugesetzt. Es gibt zwei Gründe, warum die Industrie dem Tabak Zusatzstoffe zuführt: Zum einen sollen die Zusatzstoffe den Rauch überhaupt erst erträglich machen, zum anderen geht es darum, den pH-Wert zu verändern, damit die Zigaretten mehr freies Nikotin enthalten, während die auf den Packungen offiziell angegebenen Nikotinwerte sinken.

Die Zusatzstoffe gelangen auf folgendem Weg in die Zigarette: Durch chemische Techniken wird aus der gesamten Tabakpflanze zuerst eine pampige Masse gefertigt. Dieser Masse kann dann jeder Zusatzstoff in der gewünschten Menge untergemischt werden. Ist dieser Vorgang abgeschlossen, wird die Mischung getrocknet und danach zerschnitten. So entsteht „wiederhergestellter" Tabak. Dieser wird dann zur Zigarettenherstellung verwendet. So enthalten Zigaretten z. B. Honig oder Kakaopulver, Johannisbrotkernmehl, Lakritzextrakt oder Vanillin, um den Geruch des Tabaks zu verbessern oder die Haltbarkeit zu erhöhen. Zigaretten enthalten auch Konservierungsstoffe und Substanzen, welche die Feuchtigkeit des Tabaks erhalten. Sie werden jetzt vielleicht sagen: „Warum sollte Zucker, Nelke oder Lakritz schädlich für mich sein? Schließlich nehme ich diese auch mit meiner normalen Ernährung auf!" Leider werden diese ansonsten harmlosen Stoffe zu gesundheitsschädlichen Substanzen, wenn sie durch die heiße Glut der Zigarette verbrennen und dann eingeatmet werden. So gehen viele Wissenschaftler davon aus, dass bei der Verbrennung der Zusatzstoffe gesundheitsgefährdende Substanzen entstehen.

Um eine möglichst effektive pH-Wert-Manipulation zu erreichen, hat sich die Ammoniaktechnik durchgesetzt. Durch Zugabe von Ammoniak oder Ammoniumverbindungen (u. a. Harnstoff,

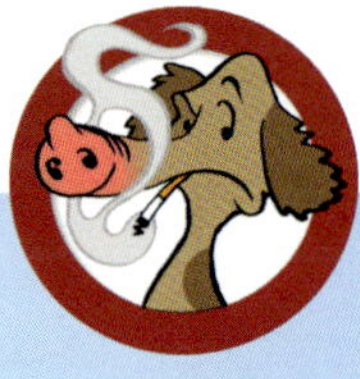

Scheindebatte?

Viele der Tabakkonzerne argumentieren bei der Debatte um Zusatzstoffe, dass keiner der Inhaltsstoffe, die bei der Zigarettenherstellung verwendet werden, als gefährlich eingestuft wurde. Das stimmt natürlich, denn viele der Inhaltsstoffe sind an sich nicht gefährlich – erst ihre Verbrennungsprodukte entwickeln gesundheitsgefährdenden Eigenschaften. Und da Tabak i. d. R. geraucht und nicht gekaut und geschluckt wird, muss die Beurteilung einer Gefährdung aufgrund der bei der Verbrennung entstandenen Substanzen gefällt werden.

Tabakindustrie Wahrheiten (II)

Folgende Auszüge stammen aus Dokumenten der Tabakindustrie: „Mit steigendem pH-Wert ändert das Nikotin seine chemische Form, sodass es vom Körper schneller aufgenommen wird und dem Raucher schneller einen ‚Kick' gibt." (R. J. Reynolds, 1976)

„Wir verfolgen dieses Projekt mit dem möglichen Ziel, den Gesamtgehalt des Nikotins im Rauch zu senken, während wir die physiologischen Wirkungen des Nikotins erhöhen, sodass kein physiologischer Effekt bei der Senkung des Nikotingehalts verloren geht." (Philip Morris, 1971)

„Bei ‚normalem' Rauch liegt der pH-Wert bei ca. 6,0 oder darunter. Dabei ist (im Wesentlichen) das gesamte Nikotin chemisch an Säuren gebunden, infolgedessen ist es nicht flüchtig und wird relativ langsam vom Raucher absorbiert. Bei einem gesteigerten pH-Wert von über 6,0 wird eine zunehmende Menge des Nikotins im Rauch als freies Nikotin verfügbar, welches flüchtig ist und schnell vom Raucher aufgenommen wird." (R. J. Reynolds, 1973c)

„Methoden, die eingesetzt werden können, um den pH-Wert des Rauchs und / oder den ‚Nikotinkick' zu erhöhen, umfassen: (1) Erhöhung des Gehalts an (starkem) Burley in der Mischung, (2) Reduktion des Zuckerüberzugs, der auf dem Burley und / oder der Mischung verwendet wird, (3) Verwendung von alkalischen Zusatzstoffen, gewöhnlich Ammoniakbestandteilen, in der Mischung, (4) Zusatz von Nikotin in der Mischung, (5) Entfernung von Säuren aus der Mischung, (6) spezielle Filtersysteme, die Säuren von der Mischung entfernen oder dem Rauch alkalische Stoffe zusetzen." (Deutsches Krebsforschungszentrum, 2005)

Ammoniumbicarbonat, Ammoniumhydroxid oder Diammoniumphosphat), die bei der Verbrennung Ammoniak freisetzen können, drängt die stärkere Ammoniumbase die schwächere Nikotinbase aus ihrer Salzform. Dadurch liegt freies Nikotin vor, das vom Raucher einfacher und in größerer Menge über die Atemwege aufgenommen werden kann.

Eine weitere Möglichkeit ist der Zusatz von Menthol. Dieser Stoff hat eine kühlende und schmerzlindernde Wirkung, weshalb der häufig durch den beißenden Rauch verursachte Hustenreiz gelindert wird. Das führt dazu, dass mehr geraucht und tiefer inhaliert wird, da die Lungen den Rauch mit dem Zusatzstoff besser vertragen. Besonders Rauchanfängern wird hierdurch ermöglicht, den eigentlich schmerzhaften Zigarettenrauch überhaupt einzuatmen. Da diese Wirkungen des Menthols auch unterhalb der geschmacklich wahrnehmbaren Grenze auftreten, sind in fast allen Zigaretten Mentholzusätze beigemischt und nicht nur in den ausdrücklich als „Mentholzigaretten" gekennzeichneten Produkten. Des Weiteren steht Menthol im Verdacht, ein eigenes Abhängigkeitspotenzial zu besitzen. In der wissenschaftlichen Diskussion geht man außerdem davon aus, dass bei der Verbrennung von Menthol die krebserregenden Substanzen Benzol und Phenol gebildet werden.

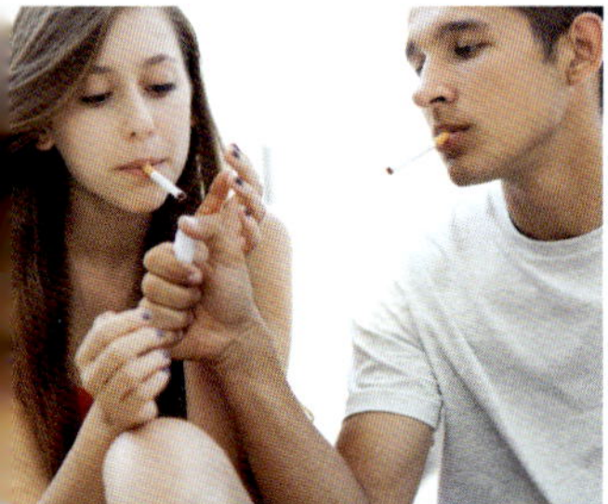

Süße Versuchung

Zuckerhaltige Stoffe und Gewürze wie Nelke oder Vanillin werden den Tabakprodukten zugesetzt, um den beißenden Geschmack des Tabaks zu mildern und um größere Rauchmengen – und dadurch auch größere Nikotinmengen – inhalieren zu können. Dadurch steigt die Attraktivität des Rauchens für Jugendliche, da der Tabak in diesen Produkten milder schmeckt. Die an sich harmlosen Stoffe „versüßen" also zum einen Anfängern den Einstieg in die Sucht, zum anderen entstehen bei der Verbrennung vieler dieser Substanzen krebserregende Stoffe.

Weiterhin wurden dem Tabak in der Vergangenheit u. a. folgende Zusatzstoffe beigemengt:

- Aceton, ein Lösungsmittel, auch bekannt als Nagellackentferner, das ebenfalls die Suchtwirkung verstärkt.
- Diethylenglycol, ein Frostschutzmittel, um die Atemwege weniger zu irritieren. Dieses Gift lagert sich in den Nieren ab.
- In Deutschland wurden auch Experimente mit Lithiumhydroxid gemacht, das den Kohlenmonoxidgehalt des Zigarettenrauchs senkte. Gleichzeitig führte dies jedoch zu einer höheren Tumorbildungsaktivität.

Verbrennungsprodukte

Wissenschaftler gehen heutzutage davon aus, dass viele der Zusatzstoffe bei Zigaretten in Nahrungsmitteln zwar unbedenklich sind, z. B. Zucker, Vanillin, Gewürze etc., bei der Verbrennung dieser Substanzen allerdings gesundheitsgefährdende Stoffe entstehen. Da Nikotinkonsumenten Tabak meistens rauchen, sind deshalb nicht nur die Inhaltsstoffe des Tabaks und die Zusatzstoffe interessant, sondern wie gesagt deren Verbrennungsprodukte. Sobald man eine Zigarette anzündet, entstehen etwa 4.000 Verbrennungsprodukte. Einige wenige Beispiele sollen verdeutlichen, dass Raucher mit jedem Zug pures Gift einatmen:

- Verbrennt Zucker oder Kakao, entsteht das krebserregende Acetaldehyd.
- Der Rauch enthält Blausäure – mit die Säure, durch die das Gift Zyankali wirkt.
- Bei der Verbrennung von Tabak entsteht das radioaktive Polonium 210, das sich im Körper ablagert und durch seine Strahlung zu Krebs führen kann.

- Mit dem Rauch wird Kohlenmonoxid eingeatmet, das den Sauerstoff von den roten Blutkörperchen verdrängt und die Atmung und viele andere Abläufe im Organismus behindert.
- Es entstehen aggressive Molekülsplitter, die sogenannten freien Radikale, die das Erbgut angreifen und zu Arterienverkalkung und Lungenschäden führen können.

Tabakprodukte enthalten mehr, als auf der Packung unter Inhaltsstoffe angegeben ist. Neben Nikotin, Teer und Kohlenmonoxid werden den Suchtmitteln zahlreiche andere Stoffe zugesetzt.

Zusatzstoffliste

Besuchen Sie mal die Internetseite des Bundesministeriums für Ernährung, Landwirtschaft und Verbraucherschutz **(www. bmelv.de).** Dort können Sie eine Liste einsehen, auf der die Zusatzstoffe von Tabakwaren aufgeführt sind. Viele der aufgelisteten Stoffe werden durch das Lebensmittelgesetz „bei bestimmungsgemäßer Verwendung in Lebensmitteln" als sicher eingestuft. Die Zusatzstofflisten wirken harmlos, da man mit den Begriffen „Lakritze" oder „Kakaobutter" nichts Negatives verbindet. Beim Rauchen werden diese jedoch nicht verschluckt, sondern verbrannt und vielfach als giftiger Rauch eingeatmet. Deshalb sollten die Verbrennungsprodukte dieser Stoffe, die teilweise gesundheitsschädlich sind (z. B. Acetaldehyd als Verbrennungsprodukt von Schokolade), und nicht die Rohzutaten bei der Beurteilung berücksichtigt werden.

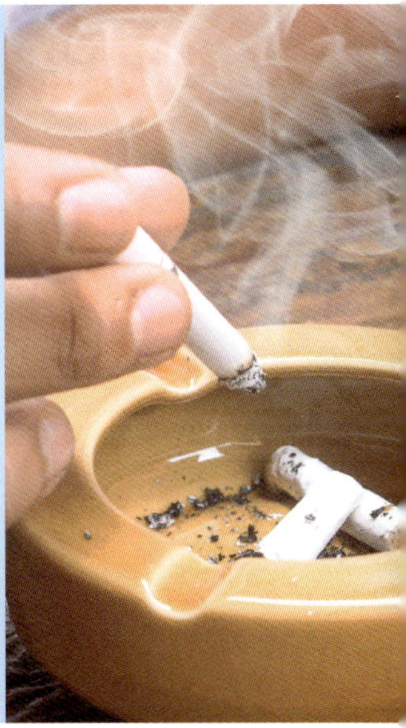

Giftige und krebserzeugende Substanzen im Tabakrauch

Seit den 1950er-Jahren gibt es etliche wissenschaftliche Studien, die den direkten Zusammenhang zwischen Rauchen und vielen Krankheiten belegen.

Nachfolgend finden Sie eine Übersicht über giftige und krebserzeugende Substanzen im Tabakrauch und deren toxikologische Bewertung.

Acrylnitril
Ruft beim Einatmen geringgradige Anämie (eine Anämie kann sich nur langsam, nicht akut entwickeln), Zyanose (Unterversorgung mit Sauerstoff), Nierenreizung und unregelmäßige Atmung hervor. Die Symptome schließen eine Reizung der Schleimhäute ein, Kopfschmerzen, Schwindel, Übelkeit, Angstgefühle und nervöse Reizbarkeit. Wahrscheinlich krebserregend für den Menschen.

Ammoniak
Kann die Empfindlichkeit für Viren-Erkrankungen erhöhen und chronische Erkrankungen der Atemwege verstärken.

Benzol
Giftig und krebserregend. Benzol führt zu Leukämie und zu aplastischer Anämie, einer Krankheit, bei der das Knochenmark keine neuen Blutkörperchen mehr bilden kann.

Blausäure
Gehört zu den giftigsten Chemikalien. Kann zu Kopfschmerzen, Schwindel, Übelkeit und Erbrechen führen.

Blei
Blei ist ein hochgiftiges Metall. Kann zu ernsthaften Schädigungen des Gehirns, der Nieren, des Nervensystems und der roten Blutkörperchen führen. Blei wird bei Kindern besonders in der Wachstumsphase stärker aufgenommen.

Formaldehyd
Verursacht Brennen der Augen, Reizung der Schleimhäute und des Atmungstrakts. Wahrscheinlich krebserregend für den Menschen.

Kadmium
Inhaliert ist Kadmium besonders gefährlich. Kann auch in kleineren Konzentrationen zu Nierenschäden und einem erhöhten Risiko für Lungen- und Prostatakrebs führen.

Kohlenmonoxid
Kohlenmonoxid blockiert die Aufnahme von Sauerstoff. Kann zu Angina, Sehstörungen, verminderter Gehirnfunktion führen. Schädigt Blutgefäße und verhärtet die Arterien.

Phenol
Führt zu starken Reizungen der Haut, der Augen und der Schleimhäute.

Propionaldehyd
Einatmen hoher Konzentrationen führt zu Anästhesie (Ausschaltung von Schmerzempfinden) und Leberschäden.

Selen
Einatmen wirkt sich negativ auf das Atemsystem aus, z. B. Reizung der Schleimhäute, Lungenödem, schwere Bronchitis und Lungenentzündung.

Stickoxid
In hohen Konzentrationen kann es zu akuter Lungendysfunktion führen.

Styrol
Einatmen wirkt sich negativ auf das Zentralnervensystem aus, z. B. Kopfschmerzen, Erschöpfungszustände, Schwäche und Depressionen.

Quecksilber
Kann bei Erwachsenen zu Gedächtnisverlust und Nierenerkrankungen führen.

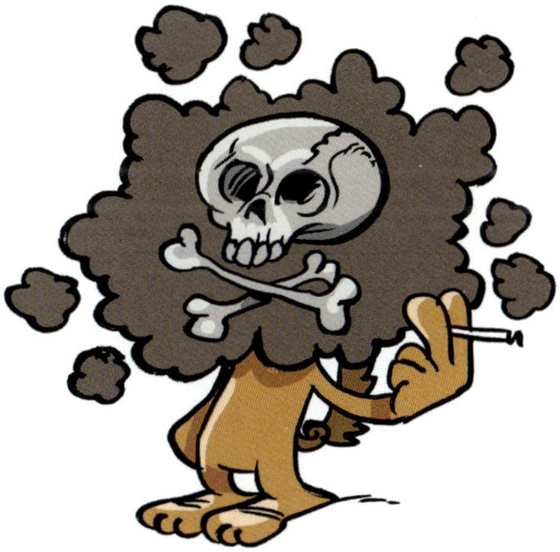

Das Wichtigste auf einen Blick

Bei den ersten Zigaretten wurde mir übel und schwindelig. Ist das normal?
Ja, das ist normal. Das kommt durch das Nervengift Nikotin. Unser Körper ist auf dieses Gift nicht eingestellt. Beim Inhalieren gelangt der Rauch in unseren Blutkreislauf und überwindet dann die Blut-Hirn-Schranke und sorgt im Gehirn für Aufruhr. Ihnen wird schwindelig, übel, der Darm rumort, manche werden ohnmächtig, manche bekommen zittrige Knie. Das passiert so oft, bis sich unser Körper an das Nervengift gewöhnt hat.

Warum wurde mir nicht schwindelig oder übel?
Oft liegen die ersten Zigaretten Jahre oder sogar Jahrzehnte zurück und es fällt uns schwer, uns daran zurück zu erinnern. Oft hat man auch die ersten Zigaretten zusammen mit dem Genuss von Alkohol geraucht und durch den Alkohol die Wirkung des Nikotins nicht gespürt. Andere verknüpfen die ersten Zigaretten mit schönen Erlebnissen wie den ersten Urlaub alleine, der ersten Freundin, dem ersten Freund etc. und haben deshalb die negative Wirkung des Nikotins ausgeblendet.

Was ist ein Schmachtgefühl und warum haben es nur Raucher?
Wenn sich der Körper an das Nervengift Nikotin gewöhnt hat, wird einem nicht mehr übel oder schwindelig. Dafür spürt man – je mehr der Körper das Gift abgebaut hat – ein anderes Gefühl, das sogenannte Schmachtgefühl. Es tut nicht weh, juckt nicht, es fühlt sich eher so an wie eine leichte innere Leere. Wenn das Schmachgefühl stark genug ist, greift der Raucher wieder zur Zigarette. Das Schmachtgefühl ist für kurze Zeit weg. Normalerweise raucht man deswegen alle 20 Minuten bis anderthalb Stunden eine Zigarette. Nichtraucher kennen dieses Schmachtgefühl nicht, da sie ihren Körper nicht von Nikotin abhängig gemacht haben.

Welcher Zusammenhang besteht zwischen Rauchen und Geschmack?
Es wird einem immer wieder suggeriert, dass Rauchen eine genussvolle Sache sei und dass Rauchen schmeckt. Aber der Rauch einer Zigarette wird inhaliert. Paffen wird als ekelig empfunden. Und da wir nur auf der Zunge Geschmackssinneszellen haben und nicht in der Lunge, schmecken wir den Rauch nicht.

Was ist Konditionierung? Und was hat das mit dem Rauchen zu tun?
Ein bestimmter Reiz löst eine bestimmte Reaktion aus. Beim Raucher sind diese Reize z.B. der Kaffee, das Aufstehen, die Pause, der Stress, die Ruhe, nach dem Essen, der Alkohol, nach getaner Arbeit etc. Und welche Reaktion folgt? Eine rauchen. Auch Frischluftatmer erleben die gleichen Tätigkeiten, müssen danach aber nicht rauchen, weil sie nicht körperlich süchtig sind und weil sie diese Verknüpfungen im Kopf nicht haben.

In welchen Situationen raucht ein Raucher?
Nach dem Aufstehen, zum Frühstück, zum Kaffee, in der Pause, bei Stress, bei Langeweile, im Auto, beim Warten, in geselliger Runde usw. Man kann sagen, ein Raucher raucht in nahezu jeder Alltagssituation.

Was passiert mit dem Schmachtgefühl eigentlich nachts, wenn wir schlafen?
Auch nachts ist dieses sogenannte Schmachtgefühl da, aber es ist so schwach, dass man es im Schlaf nicht spürt! Wenn man nachts raucht, dann meist deswegen, weil man aus einem anderen Grund aufgewacht ist – der Gang zur Toilette, die unruhigen Gedanken, die einen geweckt haben. Und wenn man wach ist, kommt einem meist sofort der Gedanke: „Rauch doch eine."

Ich rauche „Light"-Zigaretten. Ist das gesünder?
Das ist leider ein Irrglaube. Light-Zigaretten oder „milde" Zigaretten haben im Filter oft bis zu zwei Perforationslinien. Diese sollen zur Belüftung der Zigarette dienen, damit man weniger Rauch inhaliert. Das klappt aber nur bei Maschinen. Menschen halten diese Perforationslinien meist mit den Fingern oder dem Mund zu. Zudem wird mit Chemikalien der pH-Wert der Zigarette manipuliert, damit mehr Nikotin aufgenommen wird.

Was für Inhaltsstoffe stehen auf einer Schachtel Zigarettenschachtel?
Teer, Nikotin, Kohlenmonoxid. Nur besteht die Zigarette mittlerweile aus ca. 600 Zusatzstoffen, wobei beim Verbrennen ca. 4.900 Verbrennungsprodukte entstehen. Das steht leider nirgends auf der Verpackung.

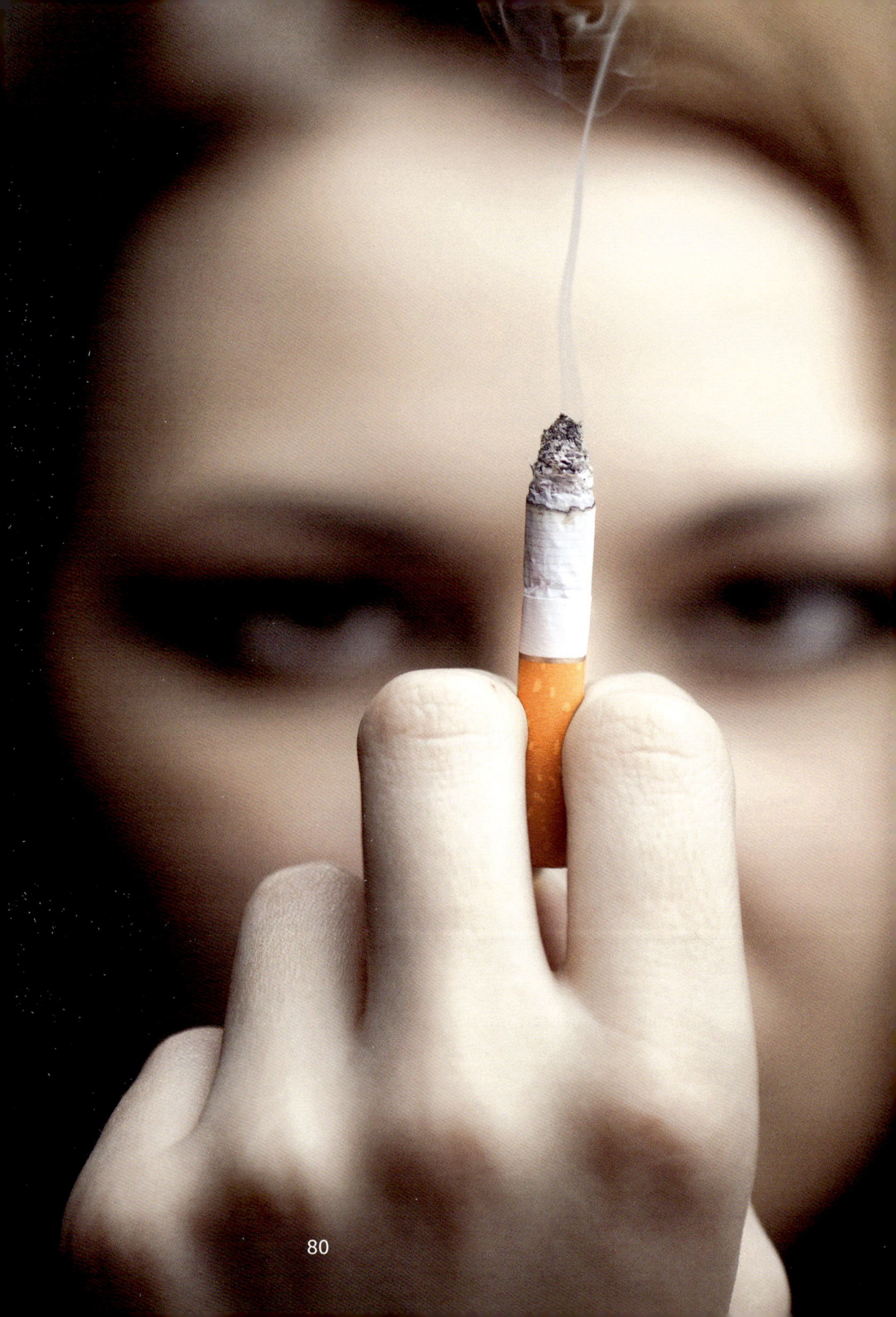

Krankheitsbilder

Wir hoffen alle darauf, gesund alt zu werden, um unser Leben bestmöglich zu genießen. Oft malen wir uns aus, was wir noch alles machen wollen. Freuen Sie sich darauf!

Gesundheitsschädliche Wirkungen des Rauchens

Betrachten Sie die folgenden Kapitel bitte nicht als einschüchternde Argumente, was alles auf Sie zukommen könnte. Vielmehr bilden die Erläuterungen zu den Krankheitsbildern weitere Informationspunkte rund um das Thema Rauchen. Freuen Sie sich einfach darauf, dass Sie sich mit den nachfolgend aufgeführten Krankheiten in Zukunft nicht mehr beschäftigen müssen. Denn schon bald hören Sie einfach auf und sind rauchfrei glücklich als „Frischluftatmer".

Durch das Rauchen werden die Flimmerhärchen in den Bronchien und Bronchiolen (kleinste Bronchien) geschädigt, die normalerweise Schadstoffe wieder von dort abtransportieren.

Jeder weiß, dass Rauchen schädlich für die Gesundheit ist und oft sogar zum dem Tod führt. Aber Raucher wollen dies entweder gar nicht wahrhaben oder sie verharmlosen die schädlichen Folgen des Rauchens. Genaues Hinsehen würde vielen Angst machen. Manche denken auch, dass Krankheiten immer nur andere treffen. Auch wenn der Raucherhusten schon tief sitzt, die Kondition nachgelassen hat und man sich schwertut, die Treppe hochzusteigen, wenn der Arzt zum wiederholten Male mahnt, mit dem Rauchen aufzuhören – man möchte einfach nicht glauben, dass die körperlichen Veränderungen etwas mit dem Rauchen zu tun haben, oder man nimmt diese billigend in Kauf. Aber seien Sie ehrlich: Wenn Sie die Sucht des Rauchens mit all ihren Erscheinungen und Folgen betrachten, wäre die richtige und einzige Konsequenz, sofort die Glimmstängel in den Müll zu befördern.

Das Aufhören verbinden die meisten Raucher aber mit „sehr schwierig" und sie geraten in Stress. Und womit haben sie in all den Jahren des Rauchens Stress verknüpft? Genau, erst mal eine Zigarette rauchen – obwohl sie mittlerweile wissen, dass jede Zigarette nur kurzfristig den Entzugsstress lindert. Nikotin hat hauptsächlich einen suchterzeugenden Effekt. Verantwortlich für Schäden im Organismus sind die zusätzlich im Tabak enthaltenen Substanzen sowie die künstlich hinzugefügten Zusatzstoffe – viele dieser Stoffe entfalten erst durch die Verbrennung ihr giftiges Potenzial.

Wirkungen auf die Lunge

Wenn man anfängt zu rauchen, quält man sich zunächst, bis man den Rauch richtig inhalieren kann. Relativ schnell lässt jedoch der Widerstand der Flimmerhärchen in der Luftröhre nach. Der Teer verklebt sie, und der Hustenreiz lässt nach, wenn der Rauch inhaliert wird. Und genau in diesem Moment fängt es an, gefährlich zu werden. Die Flimmerhärchen haben die Aufgabe, Schadstoffe von der Lunge und den Bronchien fernzuhalten. Durch das Verkleben verlieren sie aber ihre Funktionsfähigkeit, und der Rauch kann mit all seinen Schadstoffen ungehindert in Lunge und Bronchien gelangen.

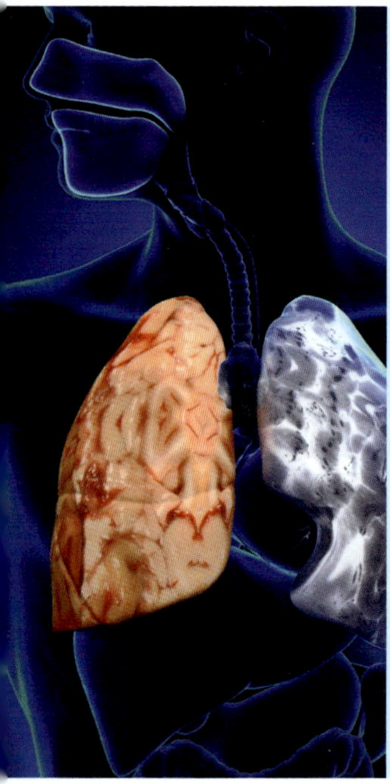

Die Gefahr des Rauchens

In einer modernen, hoch industrialisierten und aufgeklärten Welt stellt das Rauchen eine der größten Gesundheitsgefahren dar. Im Gegensatz zu vorherigen Jahrhunderten, in denen Seuchen, Pest oder Kriege die Menschen zu früh sterben ließen, gilt heute der Tabakkonsum als zweithäufigste Todesursache weltweit. Wenn wir nicht langsam anfangen umzudenken, werden in den kommenden Jahren ungefähr 650 Millionen Menschen durch den Konsum von Tabak, meist in Form von Zigaretten, sterben, so lautet die Prognose der Weltgesundheitsorganisation (WHO). Die produktive Lebenszeit verringert sich somit durch den Tabakkonsum um 20 bis 25 Jahre. Dabei gilt Tabakrauch als ein wichtiger Risikofaktor. Bei Betroffenen bewirkt er zusätzlich ein Anschwellen der Bronchialschleimhaut. Dies wiederum hat eine Verkrampfung der Bronchialmuskulatur zur Folge und kann zu einem Asthmaanfall führen mit Engegefühl in der Brust, Atemnot und Husten.

Raucherhusten

Mit der Zeit entzünden sich die Bronchien. Durch die ständig geschwollenen Entzündungsherde wird das Atmen immer beschwerlicher. Täglich muss der zähe chronische Bronchitisschleim abgehustet werden. Die Dauerentzündung führt oft zu schweren Schäden der empfindlichen Lungenbläschen.

Asthma und andere Lungenkrankheiten

Leidet ein Mensch an Asthma, sind seine Atemwege durch häufige Entzündungen äußerst empfindlich und reizbar. Eine chronisch obstruktive Lungenerkrankung (COPD) liegt dann vor, wenn die chronische Bronchitis zu ständig angeschwollenen Atemwegen geführt hat und so der Atemwegswiderstand erhöht ist. Neun von zehn COPD-Betroffenen sind oder waren Raucher. Somit ist die COPD eindeutig eine Erkrankung, die durch Rauchen entsteht (im Gegensatz zu Asthma, dessen Verlauf durch Tabakkonsum negativ beeinflusst wird). Die Symptome sind teilweise ähnlich wie bei Asthma, allerdings dauerhaft, deutlich schlechter zu behandeln und somit weitaus schlimmer. Die Sauerstoffaufnahme des Körpers verschlechtert sich dadurch immer mehr. Spätfolgen lassen sich nicht mehr rückgängig machen und oft nur durch Medikamente oder Beatmungsgeräte behandeln.

Es gibt verschiedene Lungenkrankheiten, die auf das Rauchen zurückgeführt werden können. Am bekanntesten ist die chronisch obstruktive Lungenerkrankung (COPD), die u. a. mit dem typischen Raucherhusten einhergeht.

Emphysem

Die Bezeichnung „Emphysem" kann man mit „Lungenblähung" übersetzen. Diese ist eine häufige Spätfolge der COPD. Dabei wird die Architektur der feinen Lungenbläschen durch eine dauerhafte Entzündung stark beschädigt. Die Folge sind grobe Aussackungen, die nicht mehr am Gasaustausch teilnehmen können. Im Spätstadium quält man sich bei jedem Atemzug und droht, durch Sauerstoffmangel zu ersticken. Beim Ausatmen wird die verbrauchte Luft nicht mehr ganz ausgestoßen, d. h. die einzelnen Lungenbläschen werden nicht mehr richtig entleert. Sie können dadurch sogar platzen. Somit bläht sich das Lungengewebe immer weiter auf und die Zahl der noch funktionierenden Lungenbläschen nimmt stetig ab. Die Sauerstoffaufnahme erschwert sich dadurch weiter. Die Folgen sind beschleunigte Atmung, in besonders schweren Fällen wird künstliche Beatmung notwendig.

Schädigung der Blutgefäße

Rauchen verschlechtert die Durchblutung. Das kann zu Herzbeschwerden führen.

Aufgrund der Schadstoffe in Form von Verbrennungsprodukten des Rauchs wird das Blut zähflüssiger. Durch das eingeatmete Kohlenmonoxid ist es außerdem mit weniger Sauerstoff angereichert, da der Stoff die Anbindung von Sauerstoffmolekülen verhindert. Da viele der roten Blutkörperchen von dem Giftstoff besetzt sind, bildet der Körper weitere Blutkörperchen, um die Sauerstoffversorgung zu gewährleisten. Auch hierdurch wird das Blut „dicker" und hat eine schlechtere Fließfähigkeit. Nikotin bewirkt eine Verengung der Gefäße und verändert die Zusammensetzung des Bluts, sodass dieses leichter gerinnt. Das Blut kann nicht mehr ungehindert fließen und hat Schwierigkeiten, bis in die kleinsten Verästelungen vorzudringen. Dadurch gibt es Probleme mit dem Nährstoff- und Sauerstoffaustausch und der Versorgung des gesamten Organismus. Aufgrund der Verengung der Blutgefäße muss das Herz immer mehr Kraft aufwenden, um das Blut durch die Adern zu pumpen. Die Wände der Arterien entzünden sich, und es kommt zur Arterienverkalkung (Arteriosklerose), welche die Symptome weiter verschlimmert. Die Folgen sind Herz-Kreislauf-Erkrankungen wie Bluthochdruck, Herzinfarkt, Herzrhythmusstörung, Schlaganfall etc., aber auch das „Raucherbein" (Durchblutungsstörungen in den Gliedmaßen) oder Potenzstörungen können dadurch begünstigt werden.

Bluthochdruck

Der ideale Blutdruck liegt beim Menschen bei 120/80 mmHg. Von Bluthochdruck (Hypertonie) spricht man, wenn der Druck in den Blutgefäßen auf dem Weg vom Herzen in die Blutbahn langfristig über 140 mmHg liegt. Da Raucher beim Rauchen Kohlenmonoxid einatmen, welches sich anstelle des Sauerstoffs an die roten Blutkörperchen kettet, ist Raucherblut dickflüssiger als Nichtraucherblut. Das Herz arbeitet unter Hochlast, und der Blutdruck steigt.

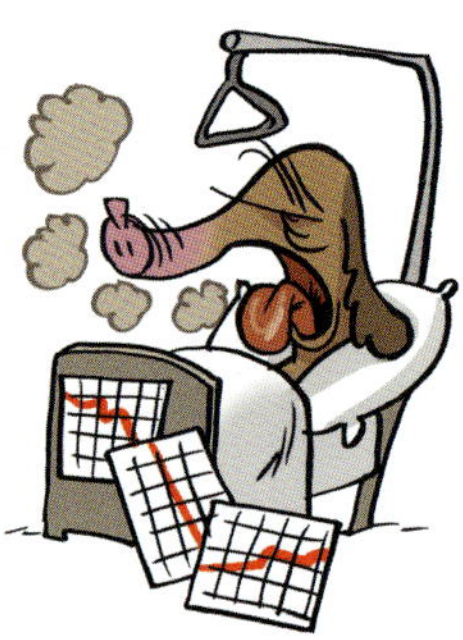

Periphere arterielle Verschlusskrankheit

Die Durchblutungsstörungen in den Gefäßen, die zu einem Großteil durch das Rauchen verursacht bzw. verstärkt werden, können auch dazu führen, dass sich die Arterien in den Gliedmaßen verengen und Arme und Beine nicht mehr ausreichend mit Blut versorgt werden. Dieses auch „Schaufensterkrankheit" oder „Raucherbein" genannte Krankheitsbild äußert sich durch Schmerzen in Füßen und Beinen nach oft nur kurzzeitiger Belastung, was die Betroffenen beim Gehen zu häufigem Anhalten zwingt.

Angina pectoris

Durch eine verschlechterte Durchblutung kann es, meist bei Belastung, zu einem Sauerstoffmangel des Herzens kommen. Dies macht sich dann durch einen plötzlich einsetzenden Schmerz im Brustbereich bemerkbar und kann bis zu ein paar Minuten andauern. Häufig strahlt der Schmerz auch in die Schulter oder den linken Arm aus. Man spürt ein Engegefühl im Brustbereich, oft mit Atemnot und Schmerz. Tritt die Angina pectoris nicht nur bei starker, sondern auch bei geringer oder keiner Belastung auf, kann dies ein Warnsignal für einen drohenden Herzinfarkt sein.

Herzinfarkt und Schlaganfall

Man spricht von einem Herzinfarkt, wenn es durch eine unzureichende Blutversorgung und eine dadurch bedingte verringerte Sauerstoffversorgung im Herzen zu einer schweren Schädigung eines Herzmuskelbezirks mit Gewebsverlust kommt. Meist wird ein Herzinfarkt durch arteriosklerotische Veränderungen der Herzkranzgefäße verursacht, bei denen es durch ein Blutgerinnsel (Thrombus) abrupt zum Gefäßverschluss kommt.

Typisches Symptom eines Herzinfarkts ist ein plötzlich eintretender heftiger Schmerz, der länger andauert als bei einer Angina pectoris. Es kommt zu Blutdruckabfall und Pulsbeschleunigung, oft auch zu Herzrhythmusstörungen. Der Schlaganfall (Apoplexie, apoplektischer Insult) kann durch eine Gehirnblutung mit Zerstörung eines Hirngebiets oder einen Hirninfarkt mit Gewebsverlust durch mangelhafte Blut- und Sauerstoffversorgung hervorgerufen werden. Meist besteht das Grundleiden Arteriosklerose (Arterienverkalkung), das i. d. R. gemeinsam mit Bluthochdruck auftritt. Symptome sind Bewusstseinsstörungen bis zum Koma, Lähmungen einer oder beider Körperseiten, Krampfanfälle oder auch Verlust der Sprache.

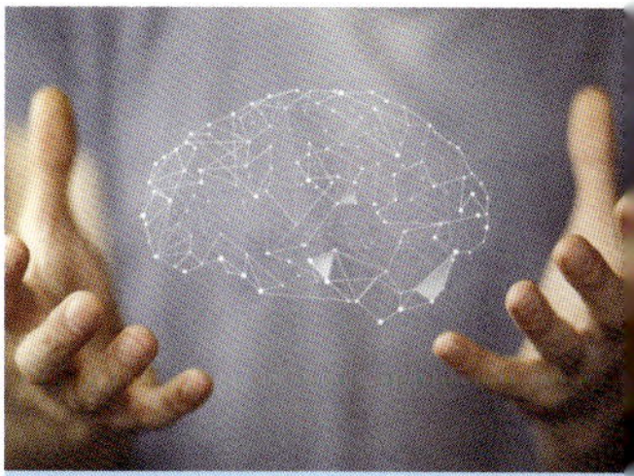

Weniger Gehirn

Auch im Gehirn kommen langfristig gesehen immer weniger Sauerstoff und mehr Schadstoffe an. Das bedeutet, das Gehirn kann ebenfalls nicht mehr einwandfrei arbeiten. Zudem ist mittlerweile bekannt, dass Raucher ein vermindertes Gehirnvolumen aufweisen. Betroffen davon ist die sogenannte graue Substanz, in der die meisten Nervenzellen und viele Hirnfunktionen lokalisiert sind. Die Alterungsprozesse schreiten schneller voran. Gedächtnisleistung und Lernvermögen sinken.

Diabetes mellitus

Der Typ-2- Diabetes ist ungefähr 95 Prozent weiter verbreitet als der Typ-1-Diabetes.

Diabetes, umgangssprachlich auch „Zuckerkrankheit" genannt, ist eine Stoffwechselerkrankung, die zu erhöhten Blutzuckerwerten führt. Diese führen wiederum zu Folgeerkrankungen an Augen, Nieren, Nervensystem, Herz, Gehirn und Gefäßen. Unterschieden werden zwei Formen des Diabetes mellitus:

- **Typ-1-Diabetes** beginnt meist schon im Kindes- oder Jugendalter. Er entsteht durch einen Mangel des Hormons Insulin. Antikörper (körpereigene Abwehrstoffe) zerstören die Insulin produzierenden Zellen der Bauchspeicheldrüse.

- **Typ-2-Diabetes** entsteht zum einen durch eine Insulinresistenz der Körperzellen. Zum anderen führt eine jahrelange Überproduktion des Insulins – u. a. durch zu wenig Bewegung und zuckerreiche Nahrung – zu einer Art „Erschöpfung" der Insulin produzierenden Zellen in der Bauchspeicheldrüse.

Diabetes Typ 2 tritt meist erst im Erwachsenenalter auf und wird daher auch Altersdiabetes genannt. Der Trend geht leider aber dorthin, dass zunehmend auch immer mehr stark übergewichtige Jugendliche daran erkranken. Rauchen fördert die Insulinresistenz und gilt dadurch als Risikofaktor für die Entwicklung dieser Krankheit.

Krebs

Etwa 70 Substanzen sind im Zigarettenrauch enthalten, die erwiesenermaßen krebserregend sind oder im Verdacht stehen, Krebs zu erregen.

Krebs ist eine Sammelbezeichnung für bösartige Gewebsneubildungen. Bis heute sind etwa 70 Substanzen im Zigarettenrauch identifiziert worden, die krebserregend sind oder im Verdacht stehen, Krebs zu erzeugen. Es gibt Krebserkrankungen der Organe, die mit dem Tabakrauch direkt in Kontakt kommen, wie Mundhöhle, Kehlkopf, Speiseröhre und Lunge. Aber auch Zellen anderer Organe, die dem Zigarettenrauch nicht direkt ausgesetzt sind, können zum bösartigen Wachstum angeregt werden, z. B. Zellen im Magen, in der Bauchspeicheldrüse, in den Nieren, in der Harnblase oder im Gebärmutterhals. Auch bestimmte Formen der Leukämie (Blutkrebs) können durch Zigarettenrauch verursacht werden.

Weitere schädliche Folgen des Rauchens

Haut

Auch auf das äußere Erscheinungsbild wirkt sich der Tabakkonsum langfristig negativ aus. Rauchen lässt die Haut frühzeitig altern. Zum einen wird die Haut schlechter durchblutet und bekommt eine blasse, gräuliche Grundfarbe. Die Verengung der Blutgefäße führt außerdem zu einer mangelhaften Versorgung der Haut mit Sauerstoff und Nährstoffen. Zum anderen hat das Rauchen einen negativen Einfluss auf die Hautelastizität und -erneuerung. Das Eiweiß Kollagen, aus dem die elastischen Fasern im Bindegewebe unter der Hautoberfläche bestehen, wird schneller ab- und langsamer aufgebaut. Dadurch sinkt die Beweglichkeit der Haut, sie wird schlaff und faltig. Auch die Finger nehmen eine gelbbräunliche Färbung an.

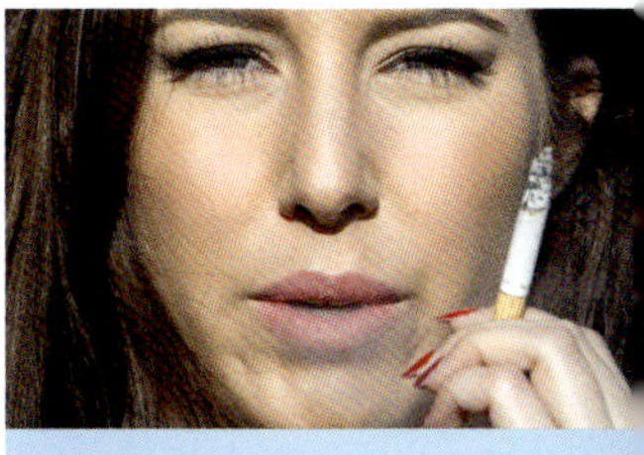

Gift für die Haut

Rauchen ist schädlich für die Haut, diese altert rascher und wirkt ungesund. Wenn Sie zusätzlich häufig in der Sonne liegen, verstärkt sich diese negative Entwicklung noch, und die Haut wird schneller faltig. Auch steigt das Risiko für Hautkrebs bei der Kombination „Rauchen und Sonnenbaden".

Mund und Augen

Durch Nikotinablagerungen werden die Zähne gelbbräunlich und sehen ungepflegt aus. Häufig befinden sich auch dunkle Schlieren in den Zahnzwischenräumen. Nicht zu vergessen der schlechte Atem, den Zigaretten verursachen! Tabakkonsum schädigt auch die Mundschleimhäute. So leiden Raucher öfter unter Zahnfleischentzündungen und insgesamt an einer schlechteren Mundgesundheit. Auch die Augengesundheit kann unter der Sucht leiden. So reagieren die Blutgefäße und die Bindehaut der Augen empfindlich auf den Rauch und können langfristig geschädigt werden.

Geruchs- und Geschmackssinn

Die wenigsten Raucher denken darüber nach, welchen Einfluss die Sucht auf ihre Fähigkeit zu schmecken und zu riechen hat. Jahrelang inhaliert man giftigen Rauch durch die Mundhöhle und die Nase. Dieser setzt sich wie ein Belag auf die Geruchs- und Geschmackssinneszellen. Richtiges geschmackliches Empfinden wird dadurch unmöglich! Essen muss ständig stärker nachgewürzt, feine Nuancen des Geschmacks oder Geruchs können nicht mehr unterschieden werden. Der Geruch nach abgestandenem Tabakrauch umgibt Raucher überall. Er dringt über die Poren des Körpers nach außen und umgibt Raucher wie eine giftige Wolke. Er setzt sich in den Kleidern fest, legt sich auf die Möbel und haftet an Teppichen und Vorhängen.

Immunsystem

Rauchen hat auch negative Auswirkungen auf den allgemeinen Gesundheitszustand des Menschen. Das körpereigene Abwehrsystem von Rauchern ist geschwächt, sie erkranken häufiger als nicht rauchende Mitmenschen.

Störungen des Sexuallebens

Die Gifte im Zigarettenrauch schädigen das Erbgut und verringern die männliche Zeugungsfähigkeit.

Rauchende Frauen sind weniger empfängnisbereit als nicht rauchende Frauen, da sich die Durchblutungsstörungen auch auf die Eierstöcke und die Gebärmutter auswirken. Außerdem haben Raucherinnen ein größeres Risiko für Eileiter- oder Bauchhöhlenschwangerschaften. Auch bei Männern kann sich das Rauchen negativ auf das Sexualleben und die Zeugungsfähigkeit auswirken. Wenn die Blutgefäße im Beckenbereich durch arteriosklerotische Veränderungen verengt sind, kann es zu einer Verminderung der Blutzufuhr im Penis und in den Hoden kommen. Außerdem ist der Mechanismus, der normalerweise für eine vorübergehende Erweiterung der Blutgefäße im Penis sorgt, gestört. Dadurch fließt nicht mehr genügend Blut über die Adern in die Schwellkörper, was Erektionsstörungen und Impotenz zur Folge haben kann. Zudem sind bei Rauchern meist Form und Anzahl der Spermien verändert, was ebenfalls zu Unfruchtbarkeit führen kann.

Rauchen während der Schwangerschaft

Die Kombination der krebserregenden und giftigen Stoffe des Rauchs und ein geringerer Sauerstoffanteil im arteriellen Blutstrom kann zu vielerlei Komplikationen bei rauchenden Schwangeren führen.

Jede Zigarette, die eine schwangere Frau raucht, ist mit Risiken für das Ungeborene verbunden. Die Gifte (häufig krebserregend) der Zigarette gelangen hauptsächlich über die Nabelschnur zu dem Fötus und lagern sich in die Plazenta ein, was Erbgutschäden zur Folge haben kann. Das Nikotin und arteriosklerotische Ablagerungen führen zu einer Verengung der Blutgefäße, was die Sauerstoff- und Nährstoffversorgung des Fötus behindert. Durch das inhalierte Kohlenmonoxid bekommt auch das Ungeborene zu wenig Sauerstoff, manchmal kommt es dabei sogar zu einer gefährlichen Unterversorgung.

Ebenso wie der Rest des Körpers wird auch die Plazenta bei Raucherinnen schlechter durchblutet. Im schlimmsten Fall kann es zu einer frühzeitigen Ablösung und damit zu einer Fehl-, Tot- oder Frühgeburt kommen. Ein vermindertes Längenwachstum, ein kleinerer Kopfumfang und ein geringeres Geburtsgewicht des Fötus können ebenfalls die Folge sein. Im Durchschnitt wiegen Kinder von Raucherinnen bei der Geburt 200 bis 300 Gramm weniger als Kinder von Nichtraucherinnen. Rauchen während der Schwangerschaft birgt auch ein erhöhtes Risiko für Fehlbildungen. Die Lungenentwicklung kann gestört werden, was sich in Atemwegserkrankungen des Kindes äußern kann.

Passivrauchen

Viele Raucher denken: „Ich weiß zwar, dass Rauchen schädlich ist, aber es ist schließlich mein Körper, der vergiftet wird." Leider schädigt man als Raucher aber nicht nur sich selbst, sondern der Rauch hat auch auf die Umgebung einen gesundheitsschädlichen Einfluss.

Neben- und Hauptstromrauch

Unter Passivrauchen versteht man die Aufnahme von Tabakrauch aus der Raumluft. Dieser besteht etwa zu 80 Prozent aus Nebenstromrauch (Rauch, der nicht inhaliert wird, sondern von der glimmenden Zigarette direkt in die Luft abgegeben wird) und zu etwa 20 Prozent aus Hauptstromrauch (Rauch, der vom Raucher ausgeatmet wird). Die Konzentrationen der gas- und partikelförmigen giftigen Stoffe sind im Nebenstromrauch i. d. R. höher als im Hauptstromrauch. Schließlich bleiben einige Giftstoffe im Filter der Zigarette hängen. Und auch in den Atemwegen des Rauchers setzen sich viele der Schadstoffpartikel fest. Somit erleiden auch Nichtraucher ungewollt teils schwerwiegende Gesundheitsschädigungen.

Folgen des Passivrauchens

Passivrauch reizt akut die Atemwege. Bei körperlicher Belastung kann es zu Kurzatmigkeit kommen. Auch Schwindel, Kopfschmerzen und erhöhte Infektanfälligkeit sind typische Symptome. Passivrauchen ist verantwortlich für die Entwicklung zahlreicher chronischer Krankheiten mit Todesfolge. Dazu zählt u. a. auch der Lungenkrebs. In Deutschland sterben mehr als 3.300 Nichtraucher im Jahr an den Folgen des Passivrauchens. Großzügiges Lüften reicht nicht aus, um die Gifte aus den Räumen schnell und sicher zu entfernen. Selbst die modernsten

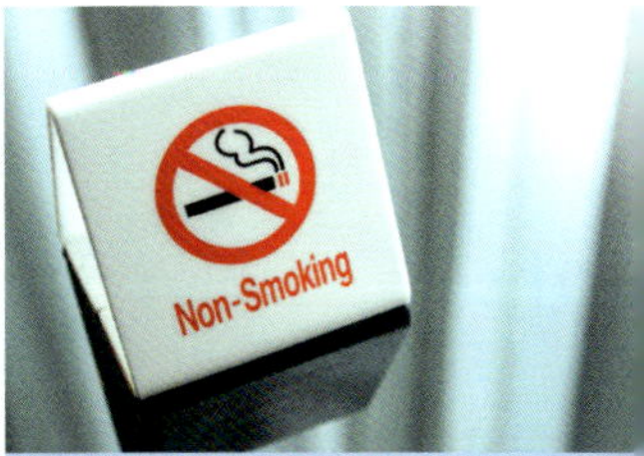

Innenraumschadstoff

Tabakrauch ist mit Abstand der bedeutendste und gefährlichste vermeidbare Innenraumschadstoff.

Zimmer, in denen geraucht wird, stellen eine ständige Gefahrenquelle dar, auch wenn in diesen Räumen vorübergehend nicht geraucht wird. Auf Wänden, Gardinen und Möbeln lagern sich Tabakpartikel ab, die kontinuierlich in die Raumluft abgegeben werden.

Mundgesundheit und Rauchen

Bei der Produktion von Tabakwaren verwendet die Tabakindustrie bis zu 600 Zusatzstoffe. So soll das Abhängigkeitspotenzial erhöht werden und der Einstieg in das Rauchen erleichtert werden. Beim Rauchen einer Zigarette oder Pfeife entstehen dann im Tabakrauch mehr als 4.900 Substanzen. Davon sind etwa 90 Substanzen krebserregend oder stehen im Verdacht dazu. Andere sind giftig und wiederum andere sind noch nicht richtig erforscht. Und dieses toxische Gemisch wird zigmal am Tag durch die Mundhöhle inhaliert oder verbleibt dort für eine längere Weile. Leider mit langfristig gravierenden Folgen. Im Zusammenhang mit täglichem Alkoholkonsum von mehr als 50 Gramm (ein halber Liter Wein oder ein Liter Bier) erhöht sich das Risiko von Mundhöhlenkrebs um das Fünffache. Weitere Auswirkungen sind:

- Rachen- und Kehlkopfkrebs
- Speiseröhrenkrebs
- häufigere Schmerzen im Mund und Gesicht
- verfärbte Zähne und vermehrter Zahnstein und Plaque
- Zahnfleischrückgang
- Schwund des Knochens
- lockere Zähne
- erkrankte und tiefere Zahnfleischtaschen
- Mundgeruch
- verminderter Geschmackssinn
- verminderter Geruchssinn

Rauchen einstellen!
Ein Rauchstopp wirkt sich in jedem Fall positiv auf die Mundgesundheit aus! Nicht nur die Optik verbessert sich und dadurch das eigene Wohlempfinden, sondern auch das Krebsrisiko verringert sich. Aufhören zu rauchen, lohnt sich auch für Ihre Mundgesundheit!

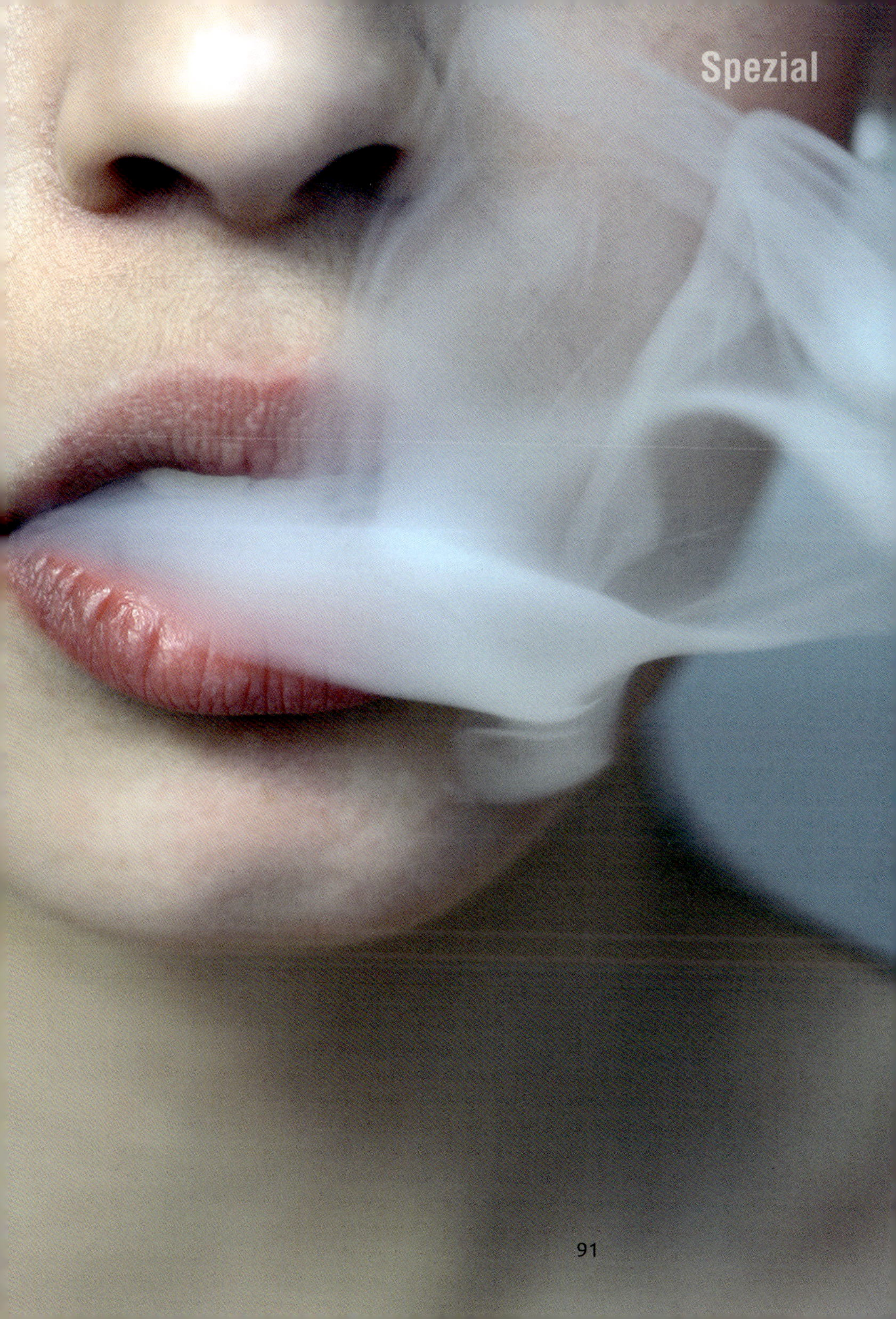

Belüftungsgeräte schaffen es nicht, die Schadstoffe des Tabakrauchs wirksam aus der Luft zu beseitigen. Die Tabakfeinstaubpartikel lagern sich überall ab, auf Wänden, Decken, Böden und einfachen Gegenständen. Von dort aus werden sie dann immer wieder abgegeben. Innenräume, in denen geraucht wird, stellen deshalb eine kontinuierliche Gefahrenquelle dar, selbst wenn in diesen Räumen zeitweise gar nicht geraucht wird. Somit gefährdet auch der kalte Rauch die Gesundheit.

Passiv rauchende Kinder

Kinder von rauchenden Eltern haben häufiger als ihre Altersgenossen Luftweginfekte, Bronchitis und Mittelohrentzündung.

Kinder befinden sich im ständigen Wachstum und sind besonders empfindlich gegenüber Umwelteinflüssen. Ihre Organe und ihr Immunsystem sind noch nicht vollkommen ausgereift. Aus diesem Grund leiden Kinder besonders unter den Folgen des Rauchens der Erwachsenen. Sie werden ungewollt zu ständigen Passivrauchern. Bei Säuglingen, die in Raucherfamilien aufwachsen, besteht eine erhöhte Gefahr des plötzlichen Kindstods. Kinder, die in Raucherhaushalten wohnen, klagen häufiger über Beeinträchtigungen des Allgemeinbefindens wie Schwindel, Konzentrationsstörungen, Kopfschmerzen, Bauchweh und Übelkeit. Auch häufen sich bei Kindern mit rauchenden Eltern u. a. Bronchitis, Mittelohrentzündung und Erkältungen. Selbst der Geruchssinn kann sich bei passiv rauchenden Kindern nicht richtig entwickeln. Sie haben größere Schwierigkeiten, verschiedene Gerüche zu identifizieren, als Kinder, die in rauchfreier Umgebung aufwachsen. Nicht zuletzt vermitteln rauchende Eltern ihren Kindern den Eindruck, die Nikotinsucht sei etwas Normales, was zum Erwachsensein dazugehört – „Rauchen ist in Ordnung, Mama und Papa rauchen ja auch" – und schon ist der Grundstein gelegt für den ersten Schritt hin zu einem Leben als Raucher.

Nichtraucherschutz

Aus den genannten Gründen ist es wichtig, die nicht rauchende Bevölkerung zu schützen. Das hat nichts damit zu tun, den Rauchern etwas verbieten zu wollen oder sie zu diskriminieren. Es handelt sich hierbei tatsächlich um einen Schutz der Bevölkerung. Es ist wichtig, rauchfreie Kindergärten, Schulen, Ausbildungsstätten und Sportstätten zu schaffen. Hier wird der Grundstein für gesundheitsbewusstes Denken gelegt. Rauchfreie Gastronomie, Büros, Züge und öffentliche Einrichtungen sind unverzichtbar für ein gesundes Leben. Außerdem fällt es so dem Raucher leichter, einfach mal keine Zigaretten zu rauchen. Auch wer gerade mit dem Rauchen aufgehört hat, wird dadurch seltener an seine frühere Sucht erinnert. Denn je weniger man mit dem Rauchen konfrontiert wird, umso normaler ist das Nichtrauchen.

Nichtraucherschutz in Deutschland

Es gibt in Deutschland zahlreiche Präventionskampagnen gegen das Rauchen. Eine Kampagne war die „rauchfrei"-Kampagne der Bundeszentrale für gesundheitliche Aufklärung in den Jahren 2002 bis 2006.

Kritiker bemängelten die Objektivität der Kampagne, da diese mit Geldern vom „Verband der Cigarettenindustrie" finanziert wurde. 11,8 Millionen Euro wurden hier vonseiten des „Cigarettenkonsortiums" aufgebracht, um die Rauchprävention bei Kindern und Jugendlichen zu verbessern, nicht jedoch, wie vertraglich festgehalten wurde, um allgemeine „Anti- Raucher-Programme" zu finanzieren. Die Maßnahmen durften „nicht die Zigarettenindustrie, deren Produkte oder den erwachsenen Raucher verunglimpfen".

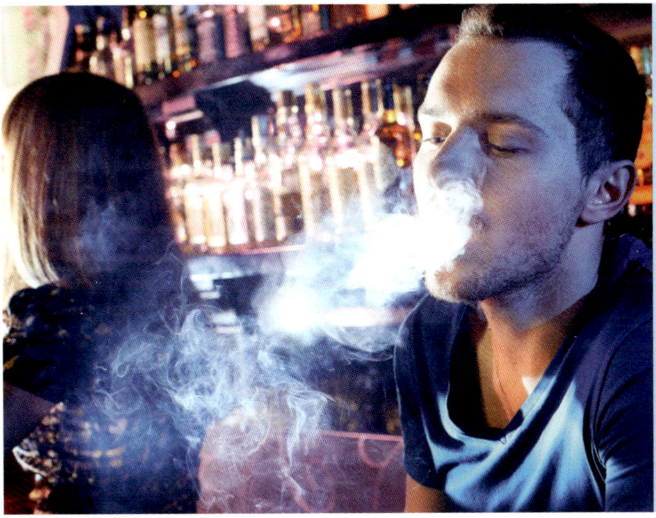

Der Nichtraucherschutz ist in Deutschland in jüngster Zeit gesetzlich ausgeweitet worden. Ein bundesweit einheitliches Rauchverbot für öffentliche Gebäude gibt es aber nicht.

Im Juli 2007 beschloss der Deutsche Bundesrat, das Rauchen in öffentlichen Bahnen, Bussen und in Bundesbehörden zu verbieten. Am 1. September 2007 ist diese neue Regelung in Kraft getreten. Seitdem sind auch der Kauf und der Konsum von Zigaretten erst ab 18 Jahren zulässig. Zigaretten dürfen also nur noch an Erwachsene verkauft werden. Einheitliche bundesweite Rauchverbotsregelungen zu erlassen, war der Bundesregierung anscheinend nicht möglich. Sie interpretiert das deutsche Recht so, dass Rauchverbote Ländersache seien. Seitdem gab es immer wieder Veränderungen. So gibt es mittlerweile Bundesländer, in denen ein striktes Rauchverbot auch in Gaststätten, Kneipen und Diskotheken gilt (z.B. Bayern, Nordrhein-Westfalen, Saarland). Andere Bundesländer unterscheiden hier wiederum in Größe der Betriebe, ob Speisen ausgegeben werden und ob Kinder und Jugendliche Einlass haben oder nicht. Zusammengefasst: Es ist sehr verwirrend!

Interessant ist dabei auch, dass Philip Morris bereits Anfang der 70er Jahre im Institut für biologische Forschung GmbH (Inbifo) in Köln, die Folgen des Passivrauchens erforscht haben. Laut eines Artikels des Fachblattes „Lancet“ (medizinische Fachzeitschrift) wurden brisante Ergebnisse nicht publiziert. Denn: „Unveröffentlichte Studien lieferten Beweise dafür, dass Passivrauchen sogar noch gesundheitsgefährdender ist als Aktivrauchen.“ Diese Studien sind seit vielen Jahren bekannt und daher ist es verwunderlich, dass wir bis heute in Deutschland kein einheitliches Nichtraucherschutzgesetz haben das den Nichtraucher schützen soll.

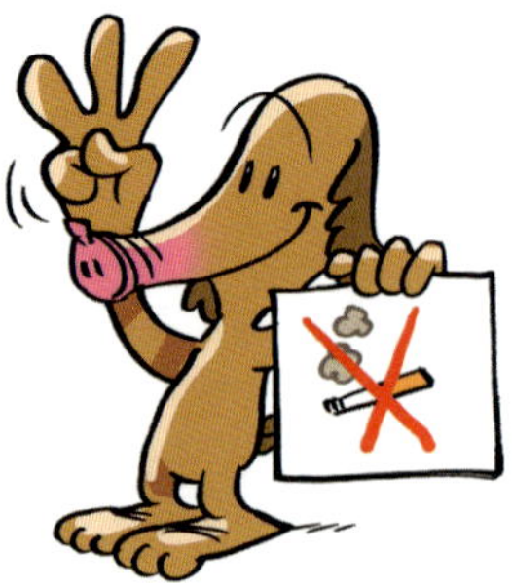

Tabakproduktverpackung und Warnhinweise

Die Richtlinie 2014/40/EU des Europäischen Parlaments und des Rates vom 03.04.2014 besagt u. a., dass auf Tabakproduktverpackungen, die in den Mitgliedsstaaten in den freien Verkehr gebracht, vermarktet oder hergestellt werden, 65 Prozent der Vorder- und Rückseite mit kombinierten gesundheitsbezogenen Warnhinweisen, bestehend aus Fotos, Text und Raucherentwöhnungsinformationen, bedruckt sein müssen. Diese Warnhinweise dürfen beim Öffnen der Schachtel nicht beschädigt werden. Dies gilt auch für Tabak zum Selbstdrehen (Drehtabak). Es soll dargestellt werden, was für gesellschaftliche und gesundheitliche Folgen das Rauchen haben kann und soll so die Menschen vom Rauchen abhalten. Weiter werden charakteristische Aromen (wie Menthol oder Vanille), die den Geschmack und Geruch von Tabak überdecken, verboten.

Auch wurden die Angaben von Nikotin, Teer und Kohlenmonoxid ersetzt. Heute liest man nur noch „Tabakrauch enthält über 70 Stoffe, die erwiesenermaßen krebserregend sind". Werbende oder irreführende Packungen sind nicht mehr erlaubt. Die Packungen müssen quaderförmig sein. Die kombinierten gesundheitsbezogenen Warnhinweise müssen gut sichtbar sein. Kleine oder unregelmäßig geformte Packungen sind nicht mehr erlaubt. Genauso wie 10er-Packungen, die für junge Menschen attraktiv sind. Weitere Hinweise auf einen Nutzen durch das Rauchen oder auf geschmackliche oder aromatische Eigenschaften, weniger schädliche Wirkung, verbesserte Abbaubarkeit oder sonstige Vorteile für die Umwelt sind nicht mehr gestattet.

Ausland:
Seit Ende 2012 gibt es in Australien sogenannte Einheitsverpackungen (auch Standardisierte Verpackungen oder Neutrale Verpackungen genannt). Hierbei wird auf spezifische Markenelemente wie Logos oder Schriftzüge verzichtet. Schriftart, Schriftgröße und Packungsgrundlage werden vereinheitlicht. Warnhinweise werden besser wahrgenommen. Seit 2017 sind diese Einheitsverpackungen auch in Frankreich, in Großbritannien und Nordirland zu finden. Auch Irland, Ungarn, Slowenien, Norwegen und Neuseeland werden in den kommenden Jahren diese Art von Verpackungen einführen.

Das Wichtigste auf einen Blick

Wie gefährlich ist Rauchen tatsächlich?
Tabakkonsum gilt heute mittlerweile als zweithäufigste Todesursache weltweit. Auch verringert sich die produktive Lebenszeit um 20 bis 25 Jahre. Viele Krankheiten werden mit Rauchen in Verbindung gebracht oder durch das Rauchen verstärkt. Aufhören lohnt sich in jedem Fall.

Warum ist Rauchen während der Schwangerschaft schlecht für das Ungeborene?
Zum Schutz des ungeborenen Kindes sollte jede schwangere Frau so schnell wie möglich mit dem Rauchen aufhören. Jede gerauchte Zigarette schadet dem Kind. Gifte der Zigarette lagern sich in die Plazenta ein, Nikotin und arteriosklerotische Ablagerungen führen zu Verengung der Blutgefäße, was wiederum zu einer Unterversorgung mit Sauerstoff- und Nährstoffe führen kann. Und durch das inhalierte Kohlenmonoxid gelangt zu wenig Sauerstoff zu dem Ungeborenen. Im schlimmsten Fall kann es zu einem Abbruch der Schwangerschaft kommen.

Ist Passivrauchen auch gesundheitsschädlich?
Der Passivrauch besteht aus dem Nebenstromrauch, der beim Abglimmen der Zigarette entsteht. Der Hauptstromrauch wird vom Raucher inhaliert. Die Konzentrationen der gas- und partikelförmigen giftigen Stoffe sind im Nebenstromrauch höher als im Hauptstromrauch, da einige Stoffe im Filter hängen bleiben. Das bedeutet, wenn ein Nichtraucher neben einem Raucher sitzt, bekommt er die giftigen Stoffe ab, ob er will oder nicht.

Warum sind Kinder besonders gefährdet?
Kinder befinden sich in einem ständigen Wachstums- und Entwicklungsprozess. Ihr Immunsystem ist noch nicht so ausgereift wie das eines Erwachsenen. Zudem besteht ein Zusammenhang zwischen dem plötzlichen Kindstod und dem Rauchen. Auch ist der Umgang mit Zigaretten in Familien, in denen geraucht wird, normaler – das Rauchen gehört zum Alltag dazu, und es findet schon früh eine ungewollte Verknüpfung statt.

Und nun zurück zum Anfang, die neuen Produkte der Tabakindustrie:

Die E-Zigarette

Bereits 1963 erfand Herbert A. Gilbert (USA) die erste E-Zigarette und meldete diese zum Patent an. 1965 wurde ihm das Patent auch erteilt. Die E-Zigarette wurde damals aber nicht umgesetzt. Wozu auch, die Akzeptanz vom Rauchen war damals sehr hoch und die Zigarette als Produkt reichte völlig aus.

Anders sieht es 2003 aus. Der Chinese Hon Lik griff die Idee wieder auf und entwickelte die E-Zigarette weiter. Die Einführung auf dem chinesischen Markt erfolgte 2004. Im Jahr 2006 gingen die ersten Exporte nach Europa.

Seitdem gibt es viele unterschiedliche Hersteller und die E-Zigarette wurde weiter entwickelt.

Anfangs hielt die Tabakindustrie die E-Zigarette für ein Nischenprodukt. Mittlerweile vertreibt sie selber E-Zigaretten und kauft andere E-Zigaretten-Hersteller auf.

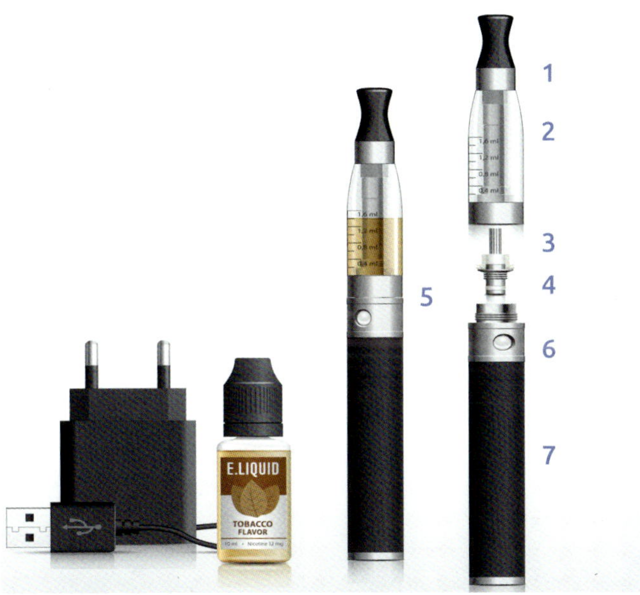

Aufbau einer E-Zigarette

1 Mundstück
2 Gefäß mit Flüssigkeit
3 Docht
4 Heizwendel
5 Verdampfer
6 Schalter (manuell)
7 Batterie (Akku)

Die E-Zigarette besteht aus einem Mundstück, einer Wechselkartusche, einem elektrischen Verdampfer, einem Schalter und einer Batterie. In der Wechselkartusche befindet sich eine Flüssigkeit, auch Liquid genannt. Beim Ziehen am Mundstück wird das Liquid vernebelt und inhaliert. Es gibt Modelle, bei denen eine Diode (LED) am vorderen Ende aufleuchtet. Dies soll das Glimmen einer Tabakzigarette imitieren. Liquids gibt es in mehr als 100 verschiedenen Geschmacksrichtungen. Mit oder ohne Nikotin.

iQOS – die neue Dimension des Rauchens „I Quit Ordinary Smoking"

Derzeit bewirbt Philip Morris seinen Tabakerhitzer Iqos. Hier werden keine nikotinhaltigen Flüssigkeiten verdampft wie bei der E-Zigarette, sondern echter Tabak erhitzt. Generell verbrennen Zigaretten bei etwa 600 Grad Celsius. Iqos erhitzt den Tabak auf 250 bis 350 Grad Celsius. Der Gehalt an schädlichen Stoffen soll laut Philip Morris dadurch reduziert sein. Für das neue Produkt wurden 3 Milliarden US-Dollar Entwicklungskosten ausgegeben. Laut dem Institut für gesundheitliche Risikobewertung entstünden aber auch hier Stoffe, die schädlich seien und beispielsweise das Erbgut verändern können. Auch sei das Suchtpotenzial vergleichbar wie beim Zigarettenrauchen.

Im Punkt Vermarktung hat der Philip-Morris-Konzern mit einem Paukenschlag das neue Jahr eingeläutet. Philip Morris gab Anfang 2018 in Großbritannien bekannt – einem seiner größten Abnehmerländer –, den Zigarettenkonsum komplett einstellen zu wollen. Rauchen sei ungesund, und man sehe sich in der Pflicht, Großbritannien rauchfrei zu machen, so der Geschäftsführer Peter Nixon. Zugleich machte er Werbung für seine „gesunde" Alternative. Das nennt man emotionales Verkaufen. Die Strategie hierbei ist: „Ja, Rauchen ist schlecht, aber wir haben die Lösung für das Problem! Kaufen Sie doch einfach unser neues Produkt."

Was glauben Sie, was der Industrie wirklich am Herzen liegt? Dass Sie gesünder werden? Oder reagiert sie möglicherweise auf die sinkenden Raucherzahlen? Versucht sie möglicherweise, durch ein besseres Image bestehende Kunden zu binden und Neukunden zu generieren?

In Zahlen ausgedrückt: Bei herkömmlichen Zigaretten zahlt die Tabakindustrie 3,26 Euro Steuern pro Schachtel. Zudem wird mehr Material zur Herstellung benötigt. Wechselt ein Raucher zu Iqos, fallen erst einmal Anschaffungskosten in Höhe von etwa 60 Euro an. Die Heets sind kürzer als herkömmliche Zigaretten – das bedeutet, der Materialaufwand ist geringer. Die Steuern sind zudem niedriger. Das kommt durch ein Steuerschlupfloch. Tabak, für den man ein Hilfsgerät zum Rauchen braucht, wird in Deutschland als Pfeifentabak versteuert. Hierfür fallen demnach nur noch 88 Cent Steuern pro Packung an. Trotzdem kostet eine Packung Heets auch um die 6 Euro. Der Gewinn dürfte also enorm sein.

Flagshipstores: Gezielte Ansprache in angenehmem Ambiente

iQOS-Boutique

Hochwertig wirkende Verkaufsräume mit Glaswänden und Holzmöbeln sollen das Image des Erhitzers aufwerten. Die Läden von Iqos erinnern an Apple- oder Nespresso-Stores. Hierdurch soll ein sauberer, hochwertiger und nachhaltiger Eindruck vermittelt werden. Durch eine gezielte Ansprache fühlt sich der Kunde gut beraten und informiert.

Philip Morris baut sich durch die schicke Atmosphäre seiner Boutiquen einen Imagewandel auf, der den Konsumenten das Argument der Tabakindustrie glauben lässt, es ginge der Industrie in erster Linie um Nachhaltigkeit, gesündere Umgebungsluft und letztendlich um gesündere Menschen. Leider sind auch hier Image und Realität weit voneinander entfernt.

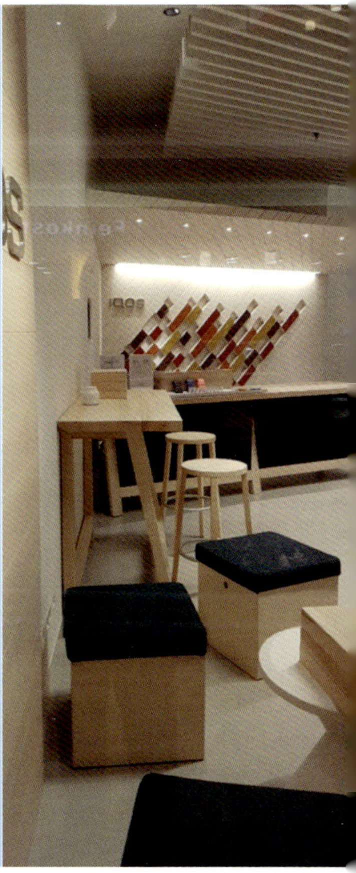

„Langsam verzieht sich der Rauch"

Eine aktuelle Studie in der Zeitschrift „Tobacco Control" ergab, dass im Tabakerhitzer 58 weitere Schadstoffe in sehr viel höherer Konzentration vorkommen als in herkömmlichen Tabakzigaretten. Auch können durch unzureichende Säuberung des Geräts weitere ungesunde Stoffe entstehen. Eine öffentlich bekannte Langzeitstudie gibt es bislang nicht. Daher lässt sich aktuell noch nicht beweisen, ob E-Zigaretten wirklich gesünder sind als Zigaretten – selbst wenn die Konzentration von Benzol und Teer niedriger ist.

Auch die WHO steht dem neuen Produkt kritisch gegenüber. Sie empfiehlt allen Regierungen, nicht auf die Versuche der Tabakindustrie, ihre „risikofreien" Alternativen zu bewerben, hereinzufallen.

Aus der Vergangenheit wissen wir ja mittlerweile, dass die Tabakindustrie uns gesundheitsrelevante Ergebnisse verschwiegen hat. Erinnern Sie sich?

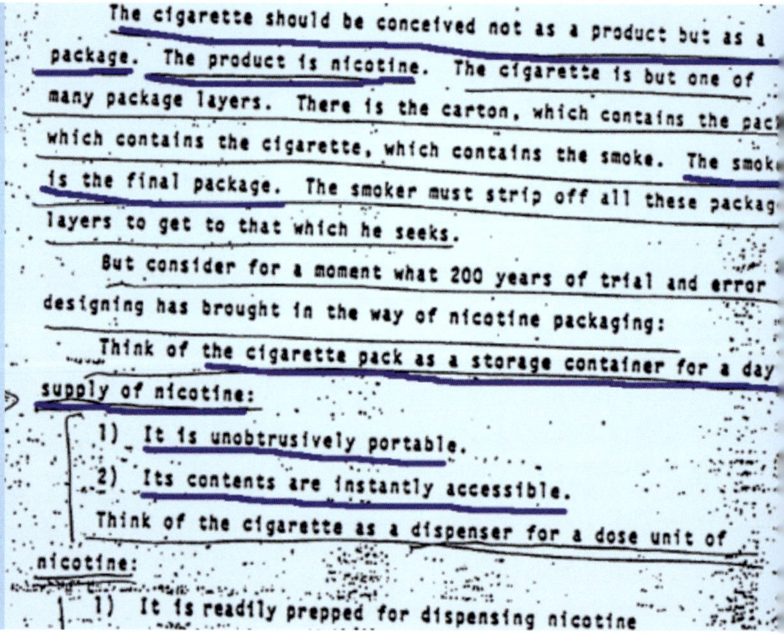

The cigarette should be conceived not as a product but as a package. The product is nicotine. The cigarette is but one of many package layers. There is the carton, which contains the pack which contains the cigarette, which contains the smoke. The smoke is the final package. The smoker must strip off all these package layers to get to that which he seeks.

But consider for a moment what 200 years of trial and error designing has brought in the way of nicotine packaging:

Think of the cigarette pack as a storage container for a day supply of nicotine:

1) It is unobtrusively portable.
2) Its contents are instantly accessible.

Think of the cigarette as a dispenser for a dose unit of nicotine:

1) It is readily prepped for dispensing nicotine

Die Zigarette sollte nicht als Produkt gesehen werden, sondern als Verpackung. Das Produkt ist Nikotin. Der Rauch ist die letzte Verpackung. Die Zigarettenpackung ist der Vorratsbehälter für einen Tagesvorrat an Nikotin. Sie ist unauffällig transportierbar. Der Inhalt sofort zugänglich.

Es geht also nicht darum, Menschen vom Rauchen wegzubringen. Es ist und bleibt eine Substitution. Es geht nach wie vor um Nikotinverabreichung – auch wenn es natürlich nikotinfreie Liquids gibt. Am Ende geht es darum, Menschen weiter an den Gedanken zu binden, etwas inhalieren zu müssen, und dafür Geld auszugeben.

Bitte denken Sie auch daran, wenn Sie folgende Produkte konsumieren oder testen wollen:

Kaugummis: Nikotin
Pflaster: Nikotin
Spray: Nikotin
E-Zigarette: Liquids mit Nikotin
iQOS: Nikotin
Shishas: Nikotin
Zigarren/Zigarillos: Nikotin
Schnupf- und Kautabak: Nikotin

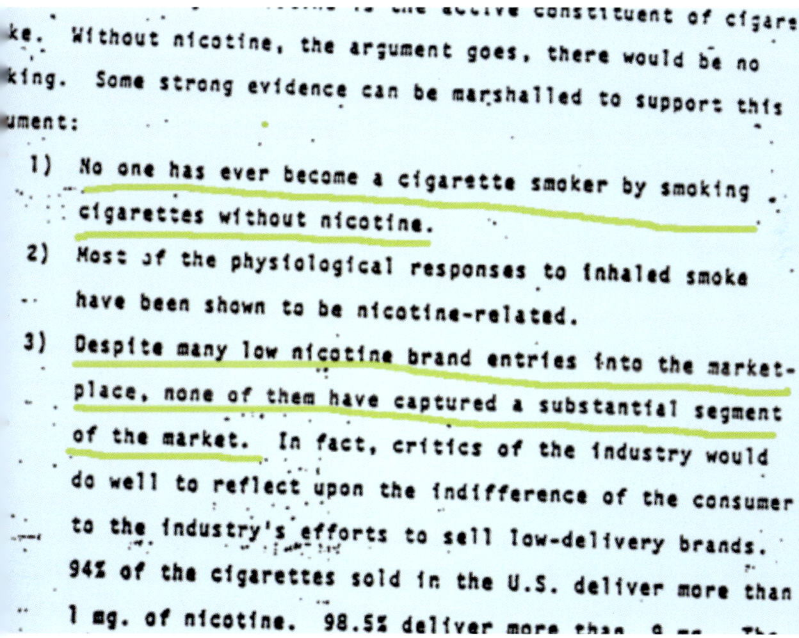

... is the active constituent of cigare-
ke. Without nicotine, the argument goes, there would be no
king. Some strong evidence can be marshalled to support this
ument:

1) No one has ever become a cigarette smoker by smoking cigarettes without nicotine.
2) Most of the physiological responses to inhaled smoke have been shown to be nicotine-related.
3) Despite many low nicotine brand entries into the marketplace, none of them have captured a substantial segment of the market. In fact, critics of the industry would do well to reflect upon the indifference of the consumer to the industry's efforts to sell low-delivery brands. 94% of the cigarettes sold in the U.S. deliver more than 1 mg. of nicotine. 98.5% deliver more than ...

Niemals ist jemand Raucher geworden, indem er Zigaretten ohne Nikotin geraucht hat.

Trotz vieler nikotinärmerer Marken hat keine von ihnen ein wesentliches Marktsegment erobert.

Sie sehen, es ist ein Marketing-Trick! Der Kreislauf beginnt also von vorne, sofern Sie nikotinhaltige Liquids verwenden: Biologische Abhängigkeit, Verknüpfungen mit Alltagssituationen und die Suche nach dem Rauskommen.

Gesundheitliche Folgen

Nach dem jetzigen Stand geht man davon aus, dass E-Zigaretten weniger schädlich sind als das Rauchen von Zigaretten. Da aber Langzeitstudien wie erwähnt bislang fehlen, sollte man E-Zigaretten nicht voreilig als harmlos oder gesund einstufen. Die WHO warnt bereits seit 2008 vor dem Konsum von E-Zigaretten.

Sind E-Zigaretten nun eine Alternative zum Rauchen oder nicht? Betrachten wir mal den Sachverhalt ganz sachlich. Wem nützt das Produkt „E-Zigarette" am meisten? Ja genau, der Tabakindustrie. Seit Jahren ist der Konsum von herkömmlichen Zigaretten rückläufig. Das Rauchen stellt ein hohes Krankheitsrisiko dar und ist mehr und mehr verpönt. Werbeverbote für die Zigaretten werden per Gesetz immer weiter ausgeweitet.

Jetzt also etabliert sich ein weiteres Produkt, das in der Öffentlichkeit als weniger schädlich angepriesen wird und vielleicht jetzt schon ein weiteres gutes finanzielles Polster bringt. Raucher haben die Hoffnung, durch E-Zigaretten entweder leichter mit dem Rauchen aufhören zu können oder eine gesündere Alternative gefunden zu haben. Zudem wird der Einstieg ins Rauchen durch die unterschiedlichen Geschmacksrichtungen auch sehr einfach gemacht. Und wenn etwas lecker riecht, wer denkt denn schon daran, dass das schädlich sein könnte?

Durch nikotinhaltige Liquids kann man ebenso abhängig werden wie durchs klassische Rauchen. Sei es biologisch gesehen durch das Nervengift Nikotin oder auch psychologisch, indem man sich ständig etwas zum Mund führt oder etwas in der Hand hält. Oft hören wir sogar in unseren Seminaren von Teilnehmern, dass sie die E-Zigarette teilweise gar nicht mehr ablegen wollten.

An Iqos sieht man auch, dass die Tabakhersteller immer weiter forschen, um neue Produkte an den Markt zu bringen – und das ist auch verständlich in deren Lage. Der Markt verändert sich, und so versucht sich die Tabakindustrie anzupassen und mehrgleisig zu fahren. Hierbei geht es aber nach wie vor nicht um die Gesundheit der Menschen, sondern um Erhalt einer Industrie, die den Wandel der Zeit mitgehen will.

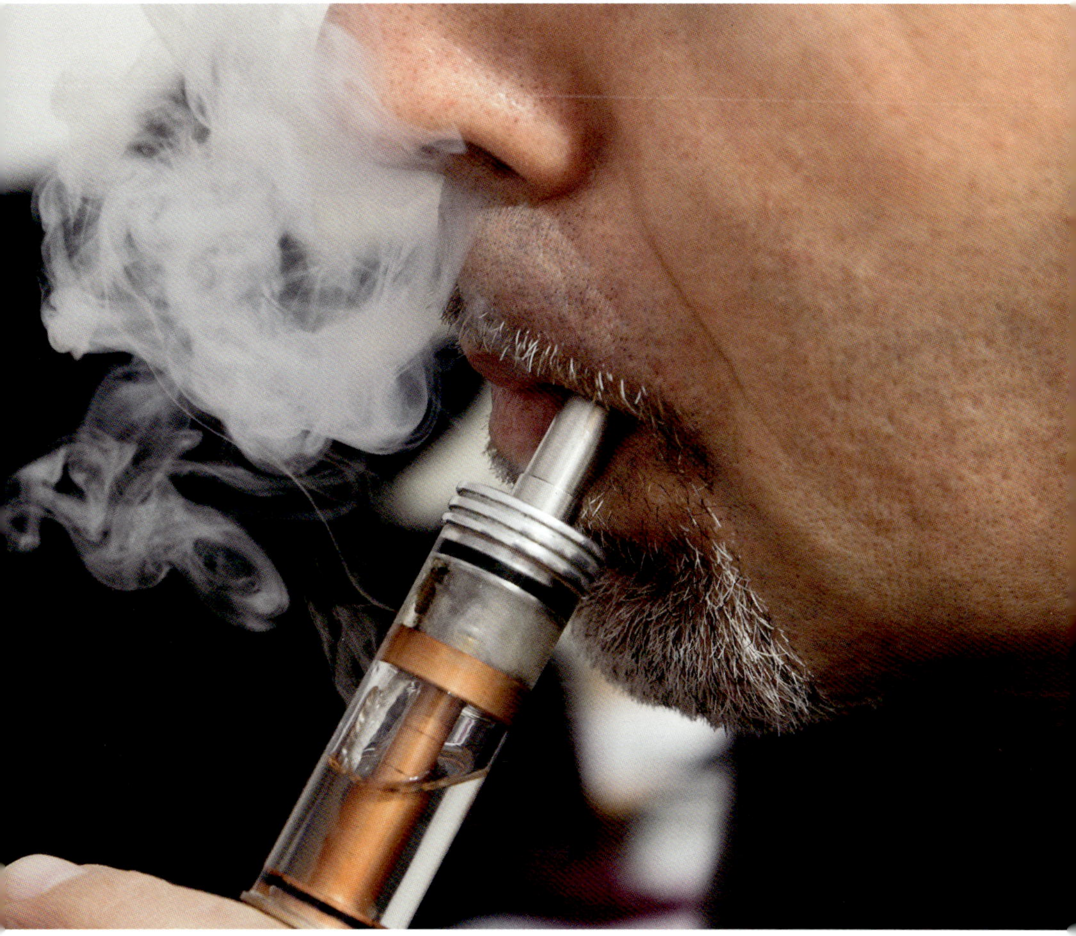

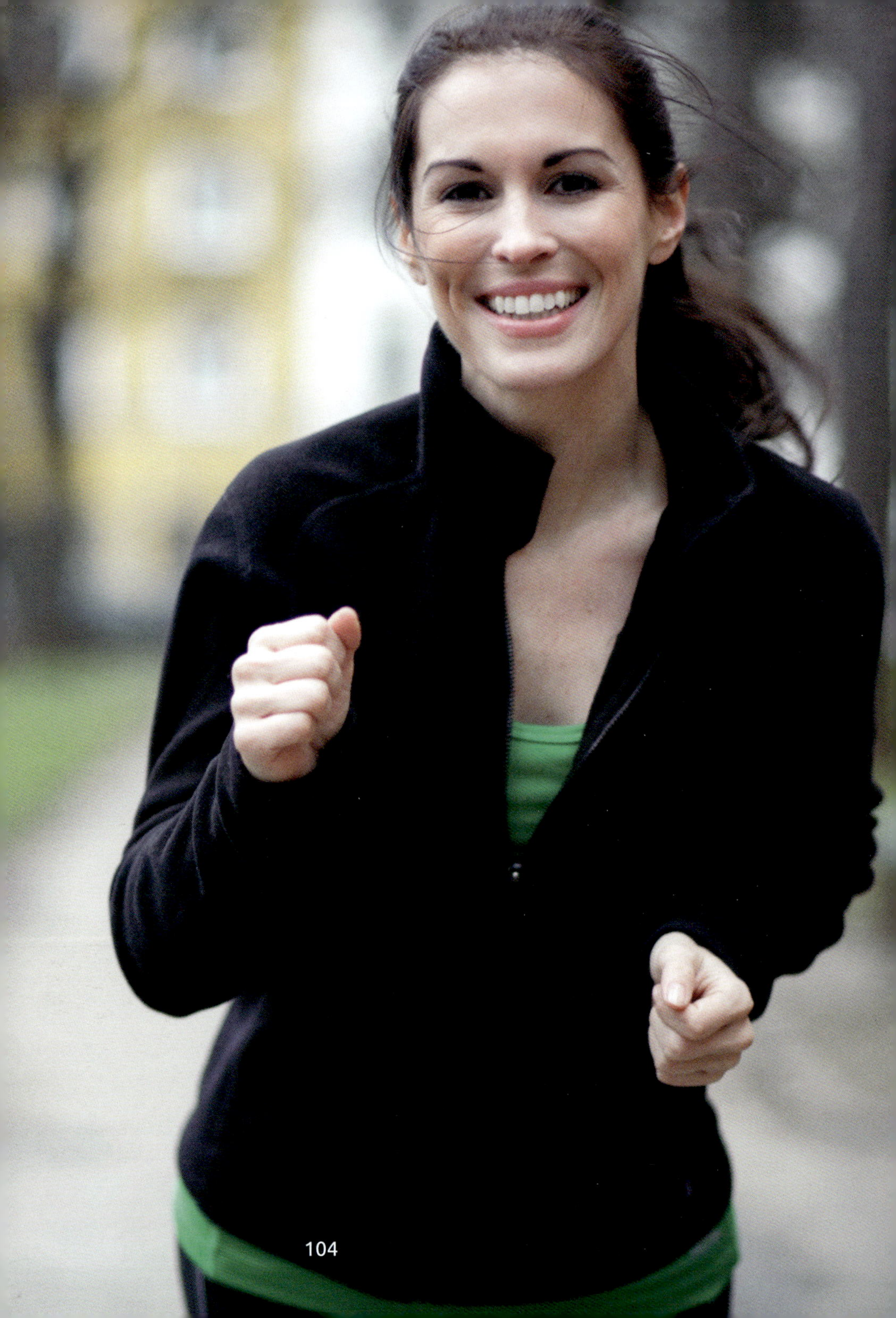

Ausstiegsmöglichkeiten

Nach so vielen Informationen rund um das Rauchen haben Sie mittlerweile bestimmt richtig Lust auf das Aufhören bekommen. Wir zeigen Ihnen einen guten Weg. Viel Spaß und Erfolg!

Die Schlusspunktmethode

Eine Frage, die viele Raucher beschäftigt, ist, wie sie am einfachsten wieder „Frischluftatmer" werden und auch dauerhaft bleiben können, wie Sie aufhören können, ohne die lästigen Entzugserscheinungen, ohne dieses Gefühl, auf etwas „verzichten" zu müssen. Menschen sind verschieden, und so gibt es auch unterschiedliche Möglichkeiten, mit dem Rauchen wieder aufzuhören. In diesem Kapitel wird eine der einfachsten und effektivsten Methoden ausführlich vorgestellt: die sogenannte Schlußpunktmethode. Sie basiert darauf, eine Entscheidung zu treffen und mit den richtigen Gedanken den richtigen Weg zu beschreiten. Freuen Sie sich darauf! Was bedeutet „Schlußpunktmethode"? Es bedeutet, dass Sie für sich persönlich die Entscheidung treffen, mit dem Rauchen aufzuhören. Sie setzen für sich einen Zeitpunkt fest, an dem Sie die letzte Zigarette rauchen. Danach rauchen Sie nicht mehr und fangen auch nicht an, Nikotin in irgendeiner anderen Art und Weise zu sich zu nehmen, z. B. in Form von Kaugummis, Pflastern oder Ähnlichem. Die Schlußpunktmethode ist eine sehr einfache und effektive Möglichkeit, für immer mit dem Rauchen aufzuhören.

Erst wenn Sie die Sucht von sich aus loslassen, lässt die Sucht auch Sie los.

Vergessen Sie das Schmachtgefühl!

Das Schmachtgefühl nach einer Zigarette, dieses Leeregefühl, das Sie spüren, wenn Sie länger nicht geraucht haben und sich nach dem nächsten Glimmstängel sehnen, kennen nur Raucher. Der Nikotinpegel ist dann so weit gesunken, dass der Körper nach dem Gift verlangt und fordert, die Speicher wieder aufzufüllen. Rauchen Sie noch einmal eine Zigarette. Ihr Nikotinpegel steigt nun auf 0,8 Milligramm an. Sie haben das Gefühl, sich „komplett" zu fühlen. Dann wird das Nikotin langsam abgebaut und abtrans-

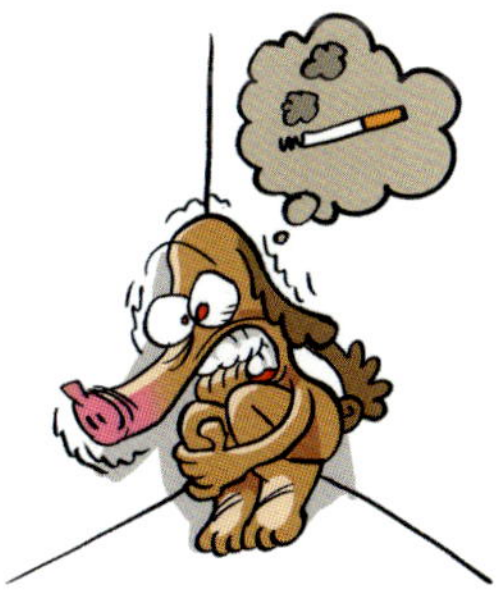

portiert. Nach einiger Zeit signalisiert der Körper, dass er wieder Nikotin benötigt. Dieses Gefühl werden Sie wahrscheinlich nach 45 bis 90 Minuten zum ersten Mal richtig spüren.

Ablenkung ist der erste Schritt

Normalerweise würden Sie in dem Moment, in dem das Schmachtgefühl einsetzt, zur Zigarette greifen, um den Nikotinpegel wieder auf 100 Prozent anzuheben und das Leeregefühl zu beseitigen. Aber genau das machen Sie dieses Mal nicht! Sie rauchen nicht! Sie lassen Ihren Körper immer und immer mehr von dem Giftstoff Nikotin abbauen. Nach etwa zwölf Stunden ist das „Schlimmste" überstanden. Denn schon nach dieser kurzen Zeit fängt der Körper an, negativ zu reagieren, wenn Sie wieder mit dem Rauchen anfangen würden. Die Nerven haben sich schon verändert und gleichen langsam wieder den gesunden Zellen. Nach etwa zwei Wochen ist Ihr Körper komplett nikotinfrei, d. h. nach dieser Zeit verlangt Ihr Körper nicht mehr nach Nikotin. Die meisten Exraucher sagen sogar, dass sie nach drei bis vier Tagen schon nichts mehr gespürt haben. Machen Sie sich klar: Das Schmachtgefühl an sich ist harmlos. Es schmerzt nicht, es ist lediglich etwas unangenehm. Aber wie ist es möglich, dass ein solch unbedeutendes Gefühl dazu führt, dass man meint, nicht länger ohne Zigarette sein zu können? Die Erklärung ist ganz einfach: Man steigert sich in dieses Gefühl mit aller Gedankenkraft hinein, beschäftigt sich so intensiv damit, dass nur noch das Verlangen nach einer Zigarette das Denken beherrscht. Wie sollte man also in einer solchen Situation handeln? Anhand des folgenden Beispiels werden Sie gleich verstehen, wie Sie weiter vorgehen sollen.

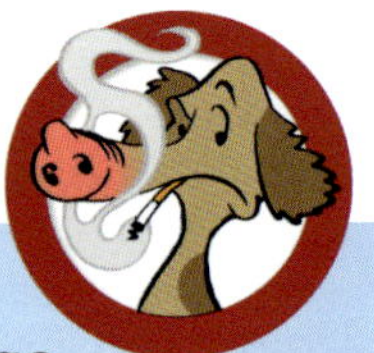

Entzugserscheinungen

Sie fragen sich vielleicht: Aber was mache ich denn mit den schrecklichen Entzugserscheinungen? Seien Sie ehrlich zu sich selbst: Sind diese Gefühle denn wirklich so schlimm? Wenn Sie nach einer Zigarette schmachten, haben Sie dann Schmerzen und fühlen sich richtig schlecht? Nein! Es ist lediglich ein harmloses Schmachtgefühl, Sie fühlen sich nicht ganz komplett, irgendetwas fehlt. Aber es tut nicht weh und wirklich schlimm ist es auch nicht.

Beispiel: *Stellen Sie sich vor, Sie haben furchtbaren Liebeskummer, Ihr Herz tut Ihnen weh und Sie leiden sehr. Was tun Sie, um sich wieder aufzumuntern? Stellen Sie Fotos von Ihrem letzten gemeinsamen Urlaub auf den Schreibtisch und hören Sie „Ihr gemeinsames Lied", um sich damit wohler oder besser zu fühlen? Nein, natürlich nicht! Damit würden Sie ja immer und immer wieder daran erinnert werden, was Ihnen fehlt. Und es würde Ihnen damit nicht besser gehen, sondern Sie sogar noch trauriger stimmen. Um sich aufzumuntern und abzulenken, räumen Sie alle Fotos beiseite, treffen*

Freunde, sehen sich eine lustige Komödie im Kino an oder lesen einen spannenden Thriller.

Beim Rauchen ist es genauso wie in dem beispielhaften Fall. Fangen Sie nicht an, sobald das Schmachtgefühl einsetzt, sich auf dieses Gefühl zu konzentrieren und intensiv darüber nachzudenken, wie schlimm es doch ist und wie sehr Sie sich nach einer Zigarette sehnen, wie gut diese Ihnen jetzt tun würde. Nein, lenken Sie sich ab! Machen Sie sich bewusst, dass dieses Gefühl so minimal ist, dass Sie seit Jahren jede Nacht einen kleinen Entzug durchmachen, den Sie noch nicht einmal spüren. Freuen Sie sich darüber, dass dieses Schmachtgefühl jeden Tag weniger wird. Denn genau dadurch werden Sie frei und gesund. Sie können sich ganz einfach mit allen möglichen Dingen des Alltags ablenken:

- Trinken Sie ein Glas Wasser.
- Nehmen Sie dieses Buch zur Hand und lesen Sie ein paar Zeilen darin.
- Blättern Sie in einer Zeitschrift und lesen Sie einen spannenden Artikel.
- Schauen Sie sich den schönen Himmel an.
- Freuen Sie sich über ein gemaltes Bild Ihres Kindes.
- Beobachten Sie andere Raucher, die ihren Nikotinpegel immer wieder auf 0,8 Milligramm erhöhen müssen und die nicht verstehen, was sie da gerade tun.

Der sicherste Weg, das Schmachtgefühl loszuwerden, ist, sich abzulenken.

Kennen Sie den Ausspruch: „Du darfst unter keinen Umständen an einen rosaroten Elefanten denken!"? Und schon sehen Sie einen rosaroten Elefanten vor Ihrem inneren Auge. Das Gehirn streicht einfach das Wort „kein", und man sieht den rosaroten Elefanten bildlich vor sich. So ist es auch mit den Zigaretten. Also: Setzen Sie sich nicht mit dem Gedanken unter Druck „Ich darf nicht an Zigaretten denken!" Besser wäre es, Sie sagen sich: „Rauchen kann ich in zehn Minuten auch noch!" Und dann führen Sie Ihre Tätigkeit fort. Viel später werden Sie merken, dass das Gefühl, rauchen zu müssen, einfach weg ist und dass viel mehr als nur zehn Minuten vergangen sind. Denken Sie v. a. immer daran: In etwa zwei Wochen ist Ihr Körper komplett frei von Nikotin und hat dann auch kein Verlangen mehr danach. Ist das nicht ein schöner Gedanke?

Umgang mit Konditionierungen

Bitte nehmen Sie nun das Blatt Papier „Meine liebsten Rauchsituationen" zur Hand, das Sie vor einiger Zeit ausgefüllt haben. All diese Situationen haben Sie in den letzten Jahren, vielleicht sogar Jahrzehnten, immer mit einer Zigarette erlebt. So ist es für Sie zur Normalität geworden, zu einer Tasse Kaffee oder beim Warten auf den Bus eine Zigarette anzuzünden. Sie haben sich dieses Verhalten antrainiert und Ihre ganz persönlichen Reiz-Reaktions-Verknüpfungen immer fester in Ihr Leben integriert. Wie gehen Sie jetzt damit um? Ganz einfach. Sie konditionieren sich um. Fangen Sie an, all die Situationen ohne Zigarette zu erleben. Und zwar bewusst! Dies soll an folgendem Beispiel verdeutlicht werden.

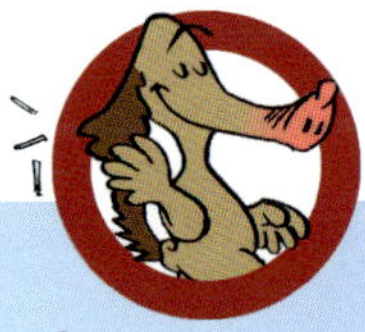

Vorfreude

Freuen Sie sich darauf, eine Sucht hinter sich lassen zu dürfen! Freuen Sie sich auf alle möglichen neuen Erfahrungen, die Sie sammeln werden. Es ist ein herrliches Gefühl, ein Leben ganz ohne Glimmstängel zu führen!

Beispiel: *Wenn Sie bisher immer eine Zigarette zum Kaffee geraucht haben, trinken Sie weiterhin den Kaffee, aber rauchen Sie ganz bewusst keine Zigarette dazu. Sagen Sie sich: „Irgendwann habe ich das erste Mal einen Kaffee getrunken und dazu geraucht. Das habe ich dann so viele Male wiederholt, bis ich im Kopf die Verbindung hatte: Immer wenn ich einen Kaffee trinke, rauche ich auch eine Zigarette. Und nun trinke ich eine Tasse Kaffee, weil ich einen Kaffee trinken will. Ich rauche aber keine Zigarette dazu, weil ich das nicht will."*

Verhalten Sie sich in allen Situationen, in denen Sie immer aus Gewohnheit eine Zigarette geraucht haben, wie in dem obigen Beispiel: die Zigarette nach dem Essen, im Stau, die erste morgens, die zur Belohnung, die am PC, die nach dem Hobby, die beim Lesen, die beim Sonnen, die in der Pause, die zum Gläschen Wein, die in geselliger Runde etc. Wichtig ist dabei v. a.: Fangen Sie nicht an, Ihre persönlichen Rauchsituationen zu vermeiden und ein einsames genussloses Leben zu führen. Hierzu auch wieder ein Beispiel.

Beispiel: *Sagen Sie sich nicht: „Es wird mir schwerfallen, in geselliger Runde nicht zu rauchen. Also gehe ich die nächsten drei Monate nicht mehr aus." Was passiert dann? Sie verzichten auf einen wichtigen Teil Ihres Lebens, den Sie bald vermissen werden – auf* *das Treffen mit Freunden, mit Bekannten, die sozialen Kontakte. Und dann kommt natürlich die falsche Erkenntnis: „Ich wusste es doch, Nichtrauchen macht ungesellig, ich habe keinen Spaß mehr im Leben, seitdem ich mit dem Rauchen aufgehört habe – das sagen mir auch schon alle meine Freunde." Gehen Sie vielmehr weiter wie gewohnt aus. Sagen Sie sich aber vorher immer: „Für mich war es in den letzten Jahren ganz normal auszugehen und zu rauchen. Ab heute gehe ich aus, weil ich unter Menschen sein will, weil ich meine Freunde treffen möchte, weil ich gern mit anderen Personen rede – und nicht, um zu rauchen!"*

Viele Situationen haben Sie in den letzten Jahren immer mit einer Zigarette erlebt. Fangen Sie nun an, all die Situationen ohne Zigaretten zu erleben. Und zwar bewusst!

Ähnlich verhält es sich mit den Pausen. Natürlich machen auch Nichtraucher Pausen! Nur ist das irgendwie in Vergessenheit geraten. Machen Sie bitte weiterhin Pausen – nur rauchen Sie nicht in den Pausen! Entknüpfen Sie auf diese Weise alle Situationen, in denen Sie geraucht haben. Vieles wird Ihnen ungewohnt oder sogar komisch vorkommen. Genießen Sie das Gefühl! Sie machen spannende neue Erfahrungen. Und bald werden Sie alle Situationen ohne zu rauchen genießen!

Gewicht

Viele Raucher haben Angst zuzunehmen, wenn sie mit dem Rauchen aufhören. Woher rührt diese Angst? Jeder kennt jemanden, der zugenommen hat, als er aufgehört hat zu rauchen. Und jeder kennt jemanden, der daraufhin wieder mit dem Rauchen angefangen hat. Aber nur ganz wenige kennen jemanden, der daraufhin seine Pfunde wieder losgeworden ist. Wenn Rauchen wirklich schlank machen würde, dürfte es nur schlanke Raucher geben. Sieht aber so die Realität aus? Haben alle Raucher Modelmaße? Können Raucher essen, was sie wollen, ohne zuzunehmen, da sie ja die Wunderwaffe des Rauchens haben? Nein, eindeutig nicht! Sonst könnte das Rauchen ja als medizinisches Mittel gegen Übergewicht genutzt werden.

Hunger und Schmachtgefühl nach Zigaretten ähneln sich. Also verwechseln Sie beide nicht!

Schmachtgefühl und Hunger

Was meinen Sie, macht Fernsehen dick? Einige werden direkt denken: „Na klar, Fernsehen macht dick!" Andere werden sagen: „Nein, nicht das Fernsehen macht dick, sondern die Chips, die

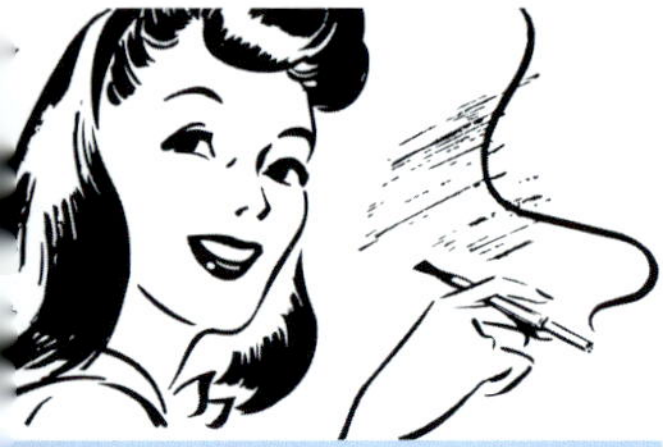

Kennen Sie Edward Bernays?

In den 1950er-Jahren war das Rauchen hauptsächlich bei Männern schick, nicht aber bei Frauen. Die Tabakindustrie wollte nun einen Weg finden, das Produkt „Zigarette" auch beim weiblichen Geschlecht gut zu platzieren. Hierfür engagierte sie den Werbefachmann Edward L. Bernays, der daraufhin zwei sehr interessante Werbeslogans kreierte: „Rauchen desinfiziert" und „Rauchen macht schlank". „Rauchen macht schlank" hält sich bis heute hartnäckig in den Köpfen, wohingegen „Rauchen desinfiziert" sich nie durchsetzen konnte.

Schokolade, das Bier, die Limonade, die man dazu konsumiert, sowie das andauernde Sitzen und die Bewegungslosigkeit!" Genauso ist es – auch beim Rauchen! Wenn Sie die nachfolgenden Tipps beachten und für sich umzusetzen versuchen, werden Sie nicht an Gewicht zunehmen und weiterhin auch ohne Zigaretten Ihre Figur behalten! Sie haben den Satz wahrscheinlich schon oft bei anderen gehört: „Seit ich mit dem Rauchen aufgehört habe, habe ich ständig Hunger!" Nur, ist es tatsächlich Hunger, was man da fühlt? Was empfindet man, wenn es langsam Zeit für das Mittagessen ist, wenn der Hunger kommt? Es fühlt sich an wie eine Art Leeregefühl im oberen Bauchbereich. Und wie fühlt sich die Schmacht nach Nikotin an? Fast genauso! Die beiden Gefühle sind sich nämlich sehr ähnlich! Verwechseln Sie in nächster Zeit also nicht das Schmachtgefühl mit Hunger!

Essen Sie genauso wie vor dem Aufhören: Wenn Sie morgens bis jetzt nur eine Scheibe Vollkornbrot gegessen haben, verzehren Sie jetzt nicht drei, bestand Ihr übliches Mittagessen aus einem Salat mit Schafskäse, sollten Sie auch als Nichtraucher kein Schnitzel mit Pommes bestellen. Fangen Sie jetzt nicht mit zusätzlichen oder anderen Gerichten an, und konsumieren Sie nicht irgendeinen „Ersatz" wie Bonbons oder andere Süßigkeiten! Dann laufen Sie auch nicht Gefahr zuzunehmen.

So umgehen Sie „Gefahren"

Gewisse Gefahren werden natürlich auf Sie zukommen. Sie erhalten, wenn Sie aufhören zu rauchen, zwei Sinne zurück, d. h. Sie werden wieder besser riechen und schmecken können. Und wie ist es, wenn etwas besser riecht und besser schmeckt? Ganz klar, man möchte mehr davon! Genießen Sie deshalb das besser schmeckende Essen bewusst und langsam und nicht mit einer doppelten Portion auf dem Teller. Beginnen Sie Ihr Leben als Nichtraucher auch nicht mit dem Hintergedanken: „Na ja, wenn ich fünf Kilo mehr auf der Waage habe, darf ich mit dem Rauchen wieder anfangen. Dann versteht es jeder. Es wird mir ja keiner zumuten wollen, dick zu sein." Denken sie daran: Sie werden nicht wieder abnehmen, nur weil Sie erneut mit dem Rauchen beginnen. Nein, Sie werden erst dann abnehmen, wenn Sie wieder weniger essen.

Werden Sie aktiv!

Als Nichtraucher haben Sie bis zu 30 Prozent mehr Sauerstoff im Blut als als Raucher, da die normalerweise von Nikotin besetzten roten Blutkörperchen wieder frei geworden sind. Nutzen Sie diese neu gewonnene Energie und bewegen Sie sich! Laufen Sie abends eine Runde um den Block. Benutzen Sie die Treppe anstatt Rolltreppe oder Lift. Besuchen Sie einen Tanzkurs. Gehen Sie zum Volleyball. Machen Sie das, worauf Sie Lust haben! Und als „Frischluftatmer" macht Sport noch viel mehr Spaß – denn Sie müssen sich nie mehr Gedanken machen, ob in der Tanzschule Rauchen erlaubt ist, ob auf der langen Fahrradtour auch genügend Zigarettenpausen eingelegt werden oder ob sie auf dem langen Spazierweg an einem Zigarettenautomaten vorbeikommen.

Nichtrauchen setzt Energien frei, die Sie nutzen sollten – z.B. zum Sporttreiben!

Nikotin und Stoffwechsel

Raucher verbrennen pro Tag etwa 200 Kalorien mehr als Nichtraucher. Kein Wunder, wenn man bedenkt, dass der Körper den ganzen Tag mit den negativen Folgen des Rauchens und deren Beseitigung belastet ist: Nikotinabbau, Entzündungsprozesse, Herzrasen, Muskelerregung, Verdauungsbeschleunigung, Chemikalienbeseitigung usw. Sobald man mit dem Rauchen aufhört, verlangsamt sich also vorübergehend der Stoffwechsel.

Nach wenigen Monaten reguliert sich der Prozess aber wieder, und der Stoffwechsel arbeitet auf normalem Niveau. Kurzfristig kann dies eine Gewichtszunahme von zwei bis drei Kilogramm zur Folge haben. Doch hierfür gibt es Gegenstrategien: gesundes und vollwertiges Essen und viel Bewegung!

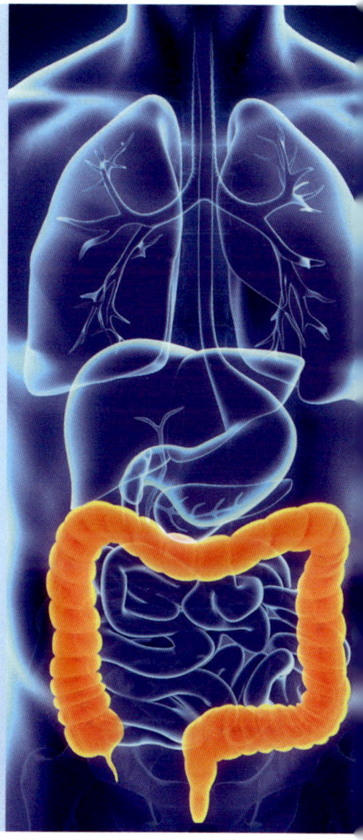

Die letzte Zigarette ohne Wehmut

Treffen Sie eine klare Entscheidung!

Stellen Sie sich die folgenden Fragen: „Was will ich in meinem Leben? Will ich weiter rauchen mit dem klaren Wissen, dass ich süchtig bin, sowohl körperlich als auch psychisch, dass ich mit lauter unsinnigen Reiz-Reaktions-Verknüpfungen lebe, die mir die Werbung tagtäglich einimpft, damit ich immer eine gute Ausrede dafür parat habe, warum ich genau jetzt rauchen darf? Will ich weiter der Industrie und dem Staat Unmengen an Geld schenken, also andere reich machen für ein Produkt, das mich wiederum krank macht oder sogar tötet? Ist es das, was ich in meinem Leben will? Oder will ich frei und gesund sein und ein schönes, langes Leben haben?"

Ihre Entscheidung, nicht mehr zu rauchen, muss klar und bewusst sein. Treffen Sie diese jetzt – und rauchen Sie noch eine letzte Zigarette.

Entscheiden Sie sich – und dann rauchen Sie noch einmal in Ruhe und ganz für sich Ihre letzte Zigarette. Verabschieden Sie sich bewusst von der Zigarette und vom Rauchen. Spüren Sie noch mal den Qualm, die ganzen Chemikalien, die in dem Glimmstängel enthalten sind.

Und dann richten Sie Ihre Gedanken darauf, was alles besser wird in Ihrem Leben, darauf, wie schön es werden wird, ein glücklicher Mensch zu sein, ohne rauchen zu müssen.

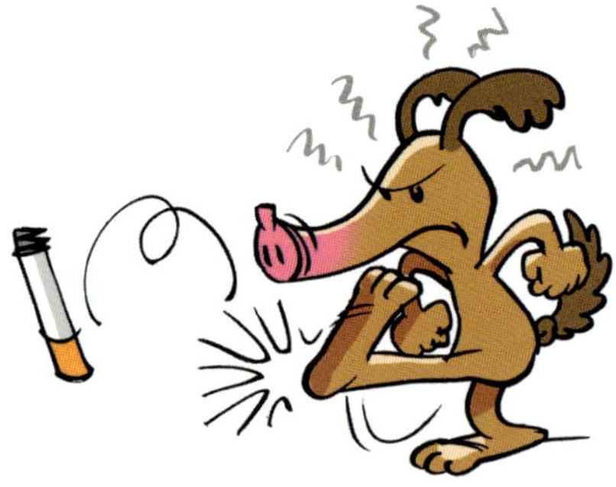

Das Wichtigste auf einen Blick

Was bedeutet Schlußpunktmethode?

Die Schlußpunktmethode ist eine der einfachsten und effektivsten Methoden, mit dem Rauchen aufzuhören. Sie treffen eigenständig die Entscheidung, an einem bestimmten Zeitpunkt mit dem Rauchen aufzuhören. Ab diesem Zeitpunkt rauchen Sie nicht mehr und nehmen Nikotin auch nicht in einer anderen Form zu sich, z. B. Kaugummis, Pflaster o. ä. Wann wird das Schmachtgefühl vorbei sein? Sehr schnell. Nach den ersten zehn bis 14 Stunden ist das „Schlimmste" vorbei. Nach ca. zwei Wochen spüren Sie das Schmachtgefühl nicht mehr.

Wie kann ich mich am besten ablenken?

Womit lenken Sie sich sonst ab? Mit Musik? Einem Buch? Einer Zeitschrift? Sie können auch ein Glas Wasser trinken, jemanden anrufen, einen Gang durch die Wohnung machen, eine Zeitschrift anschauen, sich ein Lied anhören, sich mit jemandem unterhalten usw.

Soll man die Situationen meiden, in denen man gerne geraucht hat?

Nein! Bitte leben Sie Ihr Leben so weiter, wie Sie es zuvor gelebt haben, nur ohne Zigarette. Wenn Sie immer gerne Kaffee getrunken haben, trinken Sie bitte weiterhin Kaffee. Wenn Sie gerne ausgegangen sind, gehen Sie weiter aus. Machen Sie bitte alles so wie zuvor. Sehr bald werden Sie merken: Alles klappt auch wunderbar ohne Zigarette.

Nehme ich zu, wenn ich aufgehört habe zu rauchen?

Was man am Anfang irrtümlicherweise als Hunger empfindet, ist das abklingende Schmachtgefühl. Es fühlt sich ähnlich wie Hunger oder Appetit an, und wenn man das nicht weiß, kann man diese Empfindungen leicht verwechseln. Fragen Sie sich daher bitte, ob Sie wirklich Hunger haben. Wenn Sie gegen das abklingende Schmachtgefühl anessen, werden Sie nicht satt und fangen an, sich eine falsche Essgewohnheit zuzulegen. Dadurch kann es passieren, dass Sie mehr und mehr zunehmen werden.

Tabakproduktverpackung und Werbung

Die Richtlinie 2001/37/EG des Europäischen Parlaments und des Rates vom 5. Juni 2001 besagt, dass auf Tabakproduktverpackungen, die in den Mitgliedsstaaten in den freien Verkehr gebracht werden, vermarktet oder hergestellt werden, ein allgemeiner Warnhinweis sowie einer von 14 ergänzenden Warnhinweisen angeschrieben sein müssen. Die Tabakindustrie kann trotz dieser Einschränkungen die Verpackung immer noch als Werbeträger nutzen.

Die Verpackung und ihre Tücken

Zigarettenpackungen

- vermitteln einen positiven ersten Eindruck und schaffen durch Logo, Farbe und Markenname einen hohen Wiedererkennungswert.
- werden aufgrund zunehmender Werbeverbote vermehrt als aktives Kommunkiationsmittel genutzt, um ein positives Lebensgefühl zu vermitteln, z. B. durch Sondereditionen im Rahmen der Fußball-Weltmeisterschaft.
- nutzen die zielgruppenspezifische Ansprache, z. B. sollen veränderte Verpackungen an Lippenstifte oder Parfums erinnern und so Mädchen und Frauen anziehen.
- nutzen die positiven Assoziationen, die Farben beim Konsumenten hervorrufen können: sattes Rot = intensiver Geschmack; helles Blau = weniger, intensiv; Grün = Menthol; Gold- oder Silbertöne = hohe Qualität; Pastellfarben = niedriger Nikotingehalt und milderer Geschmack.
- beeinflussen durch die Bearbeitung von Struktur und Material die Wahrnehmung der Produktqualität, z. B. durch Prägungen, deren optische und haptische Wirkung eine Wertsteigerung simulieren.

Die Lösung: einheitliche Verpackungen
Durch standardisierte Verpackungen könnte die Tabakindustrie nicht mehr so manipulativ vorgehen. Die Attraktivität, insbesondere mit einheitlich großen Warnhinweisen aus Bild und Text, wäre reduziert.

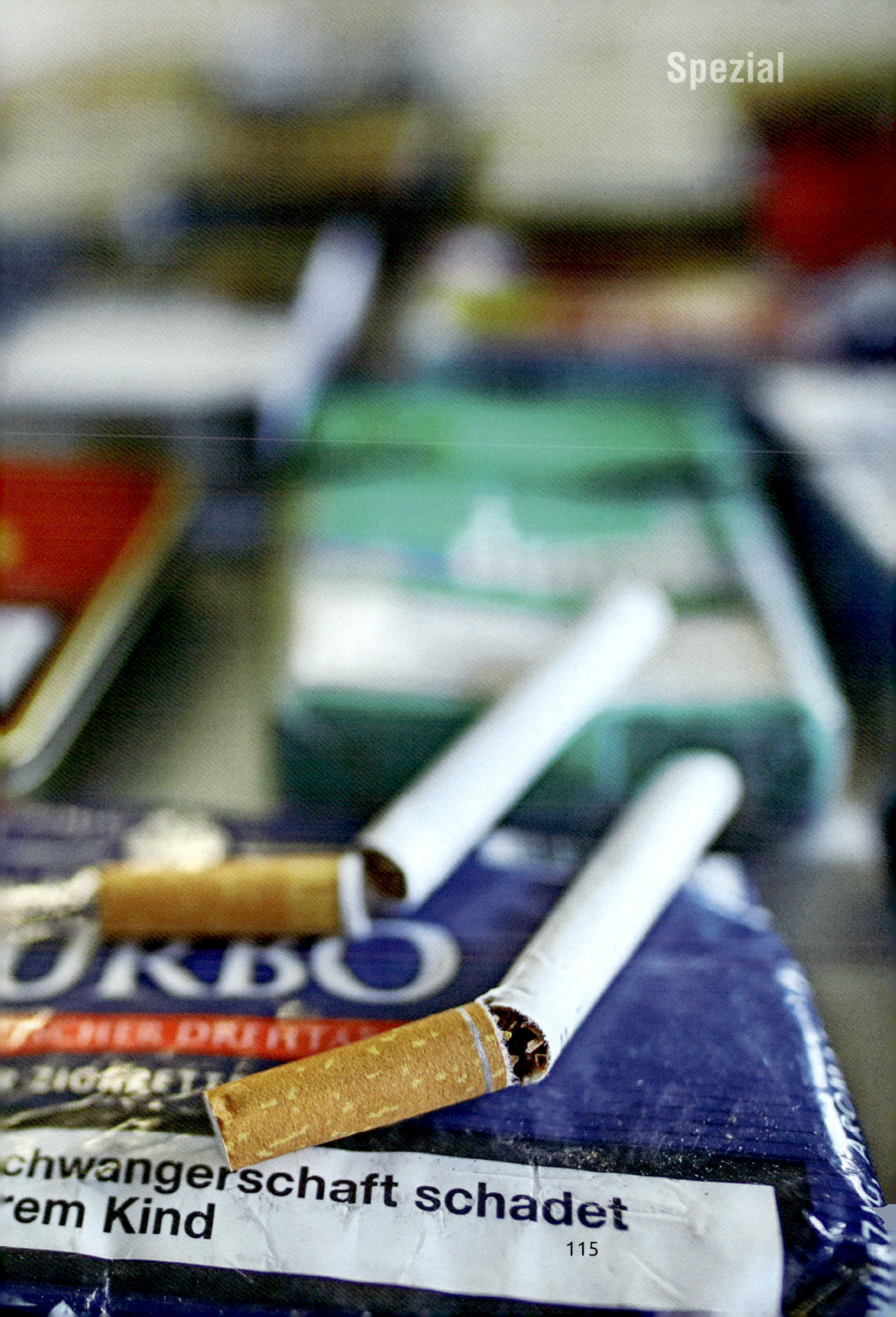
chwangerschaft schadet
rem Kind

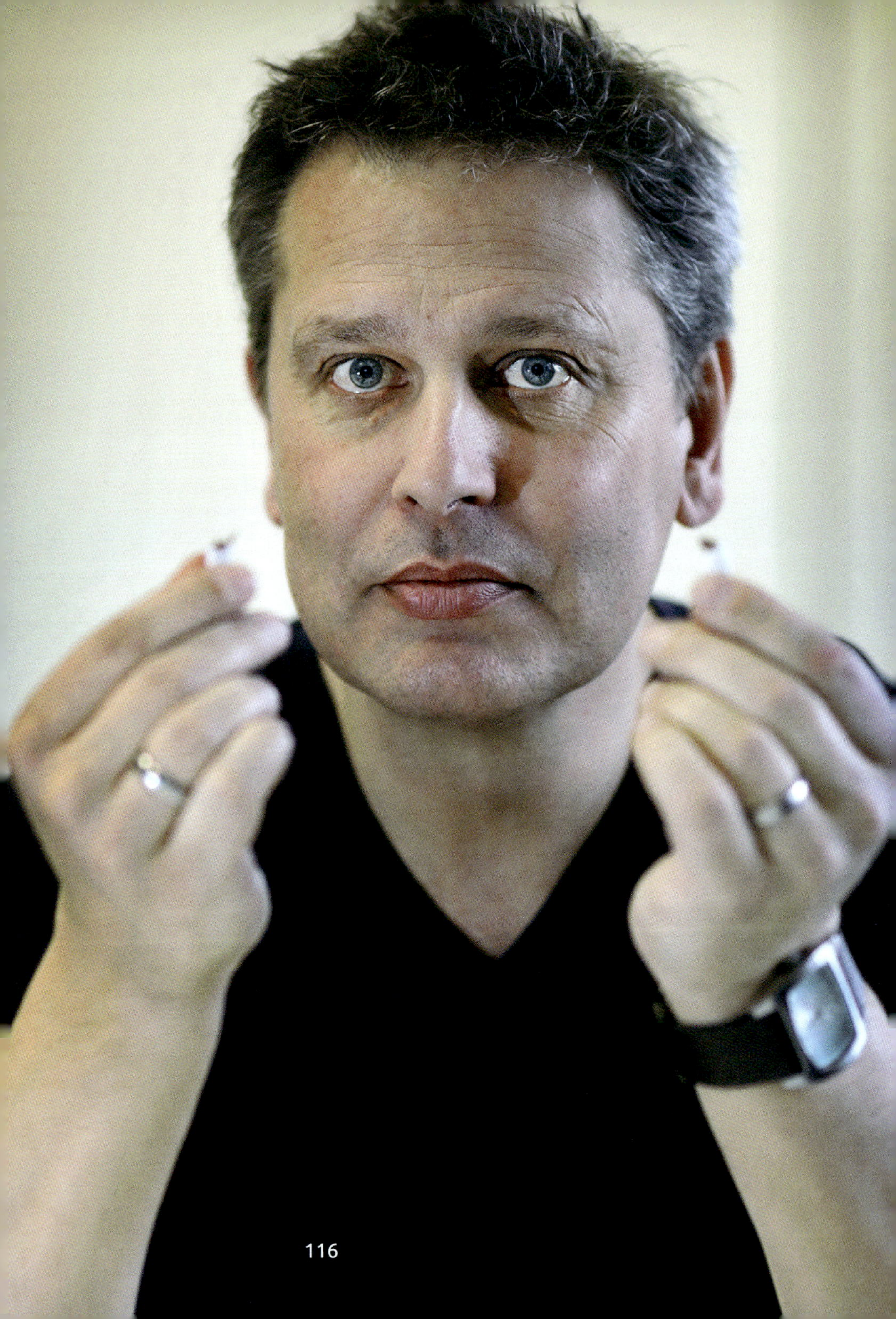

Dauerhaft Nichtraucher

Geschafft! Sie fragen sich nun bestimmt: Was passiert jetzt mit meinem Körper und wie bleibe ich ein glücklicher Frischluftatmer?

Der Körper stellt sich um

Herzlichen Glückwunsch zu Ihrer Entscheidung, mit dem Rauchen aufzuhören! Sie sind jetzt bereits „Frischluftatmer", denn Sie haben sich dazu entschieden. Wie am Anfang des Buchs versprochen, wird Ihnen nun die Frage gestellt: „Sind Sie Nichtraucher?" Sie sind es und können diese Frage eindeutig mit einem glücklichen „Ja" beantworten! Freuen Sie sich über Ihr neues Leben als „Frischluftatmer", freuen Sie sich darüber, dass Sie sich nicht mehr innerlich vergiften müssen. Mit diesen positiven Gedanken und den nachfolgenden Informationen wird Ihnen das endgültige Aufhören Spaß machen!

Ihr Körper wird in den nächsten Tagen komplett nikotinfrei werden. Vielleicht spüren Sie in dieser Zeit hin und wieder noch das Schmachtgefühl. Es tut nicht weh, es zeigt nur an, dass der Körper manchmal noch gern seine Dosis Nikotin hätte. Da Ihnen jetzt aber klar ist, dass dieser Zustand nur konditioniert ist und Sie eigentlich auch ganz ohne diese Zwänge leben können, beachten Sie das Gefühl nicht weiter. Psychologisch gesehen werden Sie die Gedanken an die Zigarette umso schneller los, je öfter Sie eine Situation ohne Zigarette erleben und diese als positiv in Erinnerung behalten. Jedes Mal, wenn Sie dann wieder in diese Lage kommen, sehnen Sie sich nicht mehr nach einer Zigarette, sondern wissen: „Es geht mir gut auch ohne Glimmstängel!" Vermeiden Sie die Überlegung, in wie vielen Tagen, Monaten oder gar Jahren alles wieder so ist, als ob man nie geraucht hätte. Es ist besser, das Augenmerk darauf zu richten, dass man mit der Entscheidung, mit dem Rauchen aufzuhören, körperlich jeden Tag ein Stück gesünder wird und viele Dinge des Lebens besser und schöner werden!

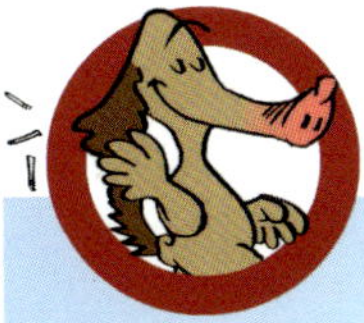

Fotobeweis

Machen Sie folgenden Versuch: Lassen Sie sich noch heute fotografieren (bitte komplett ungeschminkt). Machen Sie dann in drei Monaten ein weiteres Foto von sich und vergleichen Sie die beiden Bilder – Sie werden erstaunt sein!

Zähne, Haut und Nägel

Nach einigen Wochen ohne Zigaretten werden Ihre Zähne wieder weißer. Ihre Haut erholt sich und wird rosiger aussehen.

Dadurch, dass Sie jahrelang gelbbräunliches Nikotin inhaliert haben, haben sich Ihre Zähne verfärbt. Man sieht Ihnen an, dass Sie geraucht haben. Putzen Sie ganz normal Ihre Zähne weiter. Sie werden sehr bald merken, dass diese wieder schön sauber werden. Eine professionelle Zahnreinigung beim Zahnarzt hilft, diesen Prozess zu beschleunigen. Die Haut eines Rauchers sieht meist aschfahl, alt und grau aus. Dies ist die Folge des zusätzlich inhalierten Kohlenmonoxids und des fehlenden Sauerstoffs. Als Sie noch Raucher waren, haben Sie möglicherweise sehr viel Geld für Antifaltencremes ausgegeben, um die Auswirkungen der Sucht auf die Haut unsichtbar zu machen. Durch die Entscheidung, mit dem Rauchen aufzuhören, können Sie sich die Kosten sparen, und Ihr Gesicht wird bald wieder einen strahlenden, rosigen Teint haben! Denn sobald Sie „Frischluftatmer" geworden sind, erhält die Haut wieder mehr Sauerstoff und erholt sich in Schichten von unten nach oben. Sie sieht innerhalb weniger Wochen wieder rosiger und gesünder aus, und man wird Ihnen bald ansehen, dass Sie Nichtraucher sind! Zudem wird Ihre Haut wieder gut riechen und nicht wie ein alter, kalter Aschenbecher. Die Nikotinflecken, die Sie bisher nur mit Zitronensäure von Ihren Fingern entfernen konnten, werden von allein verschwinden.

Geruchs- und Geschmackssinn

Nach einer Woche verbessern sich der Geschmacks- sowie der Geruchssinn erheblich.

Auch der Geruchs- und Geschmackssinn kommen innerhalb kürzester Zeit zurück. Sie werden wieder den Frühling riechen können, den Duft von frisch gemähtem Gras im Sommer. Können Sie sich noch daran erinnern, wie Schnee riecht? Genauso wird es sich mit dem Geschmackssinn verhalten. Sie werden wieder feine Nuancen herausschmecken können und feststellen, dass sogar Wasser ganz unterschiedlich schmecken kann.

Der Organismus

Bronchien und Lunge

Es kann sein, dass sich in den nächsten Tagen Ihr Raucherhusten ein wenig verschlimmert. Dies ist aber nicht weiter bedenklich, denn es bedeutet nur, dass die Flimmerhärchen der Atemwege sich wieder aufrichten und erneut mit ihrer Arbeit beginnen. Die Bronchien reinigen sich von all dem Schmutz und Dreck, und die Lunge scheidet vermehrt Schleim und Teer aus, wodurch sich der Atem verbessert. Nach ein paar Tagen schon werden Sie merken, wie Sie immer besser atmen können. Es wird Ihnen leichter fallen, tief zu inhalieren und tief auszuatmen. Der Gasaustausch klappt dann wieder hervorragend, und der Sauerstoff kann endlich wieder überall dorthin gebracht werden, wo er benötigt wird. Ein schönes Gefühl! Auch die Gefahr, an einer Bronchitis oder Lungenentzündung zu erkranken, sinkt.

Herz-Kreislauf-System

Wenn Sie nicht mehr rauchen und dadurch auch kein zusätzliches Kohlenmonoxid mehr einatmen, wird das Blut dünnflüssiger und sauerstoffreicher. Die roten Blutkörperchen transportieren bald wieder die normale Sauerstoffmenge in die einzelnen Körperzellen. Die optimale Nährstoffverarbeitung ist dadurch wieder gewährleistet. Da das dünnflüssige Blut leichter durch den Körper zirkulieren kann, muss auch das Herz nicht mehr so kräftig pumpen, um das Blut durch die Adern zu treiben. Das bedeutet, dass Ihre Kondition stetig besser wird. Sie werden schnell merken, dass Sie die Treppen einfacher hochkommen und einen stärkeren Bewegungsdrang haben. Acht Stunden, nachdem der Raucher mit dem Rauchen aufgehört hat, herrscht wieder eine normale Sauerstoffversorgung des Bluts vor, und das Risiko, einen Herzinfarkt zu erleiden, beginnt zu sinken. Es gibt Studien, die beweisen, dass das Herzinfarkt- und Schlaganfallrisiko innerhalb von 48 Stunden um die Hälfte sinken.

Rauchfrei sein heißt, gesünder zu sein und das Leben zu genießen.

Gehirn

Neben dem Vorteil, dass sich das Schlaganfallrisiko innerhalb von zwei Tagen minimiert, fühlen Sie sich zudem wacher und fitter. Der Sauerstoff kann nun auch hier seine volle Leistung erbringen. Sie werden sich zudem besser konzentrieren können.

Krebs

Es ist eine erwiesene Tatsache, dass das Rauchen Krebs fördert und bestimmte Stoffe im Tabakrauch stark krebserregend sind. Hört man mit dem Rauchen auf, fällt eine wichtige krebsauslösende Ursache weg.

Schwangerschaft und Potenz

Viele rauchende Frauen erleiden häufiger als nicht rauchende Frauen Fehlgeburten, da sich der Embryo durch das abgelagerte Kadmium nicht richtig einnisten kann und die Plazenta mangelhaft durchblutet wird.

Lässt man das Rauchen sein, verbessert sich die Chance auf einen gesunden Verlauf der Schwangerschaft und wird zudem dem ungeborenen Kind die bestmögliche Entwicklung geboten. Jeder Tag ohne Zigarette ist gut für Sie und das Kind! Bei Männern und Frauen erhöht sich durch das Nichtrauchen die Fruchtbarkeit, und Potenzprobleme können erheblich gesenkt werden.

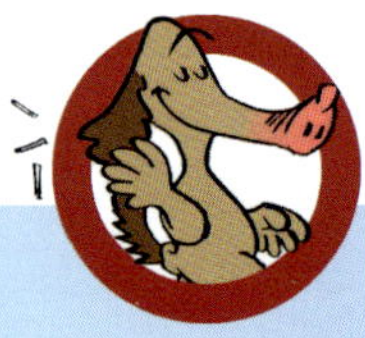

Die Gedanken sind frei

Hören Sie auf zu rauchen, und das ständig schlechte Gewissen verlässt Sie. Es schlägt rasch um in Freude, nicht mehr rauchen zu müssen.

Geist und Gedanken

Raucher überlegen sich seit Jahren, welcher der beste Weg ist, mit dem Rauchen aufzuhören. Jahrelang haben sie ein schlechtes Gewissen wegen ihrer Gesundheit. Sie leben mit einem ständigen Tauziehen im Kopf. All diese lästigen Fragen hören jetzt auf.

Das schlechte Gewissen wandelt sich in ein stolzes Gefühl, endlich die Sucht losgelassen zu haben. Man lässt einfach einen großen Druck von sich abfallen.

Zeit und Ruhe

Sie müssen als Nichtraucher Ihre täglichen Verrichtungen nicht mehr ständig unterbrechen, um zu rauchen. Mehr Zeit und innere Ruhe werden auf Sie zukommen. Wenn Sie 20 Zigaretten am Tag geraucht und pro Zigarette etwa fünf Minuten benötigt haben, werden Sie täglich eine Stunde und 40 Minuten mehr Zeit haben – für sich, Ihre Familie und Freunde, Ihre Arbeit. Durch das Weglassen des aufputschenden Nervengifts Nikotin werden Sie auch innerlich ruhiger werden.

Die zehn häufigsten Rückfallsituationen

Wenn Sie durch eine der im Folgenden beschriebenen oder eine andere Situation wieder rückfällig geworden sind, beginnen Sie nicht, an sich zu zweifeln. Manchmal braucht man eben einen zweiten Anlauf. Werfen Sie die Zigaretten einfach noch einmal weg, und lassen Sie den Körper seine Arbeit tun, damit er wieder komplett nikotinfrei wird. Achten Sie v. a. weiterhin auf Reiz-Reaktions-Verknüpfungen in Ihrem Leben!

Alkohol

Wenn man zu viel Alkohol trinkt, hat man häufig ein Gefühl des Unbekümmertseins. Man wird ein wenig mutiger, traut sich Dinge, die ohne Alkohol als schwierig empfunden werden. Manchmal ist man sogar nicht mehr in der Lage, einen klaren Gedanken zu fassen oder richtige Entscheidungen zu treffen. Gerade dieses „Mutigsein" kann dazu führen, dass man wieder zur Zigarette greift. Durch den Alkohol sind die Nerven betäubt, und die Nikotinvergiftung wird erst verzögert spürbar. Man hat das Gefühl, das Rauchen mache einem nichts mehr aus. Und schon ist der Griff zur nächsten Zigarette vorprogrammiert – dann noch eine und noch eine. Um nicht ständig Zigaretten schnorren zu müssen, kauft man sich bald wieder eine eigene Schachtel.

Leider bedenkt man in solchen Situationen nicht, dass der Körper genau dadurch wieder vom Nikotin abhängig gemacht wird. Und so verspürt man am nächsten Morgen unweigerlich ein leichtes Schmachtgefühl. Wenn Ihnen das passiert, ist v. a. Folgendes wichtig: Greifen Sie nicht erneut zur Zigarette! Entscheiden Sie sich von Neuem, Nichtraucher zu bleiben. Denn jede weitere angezündete Zigarette würde dazu führen, dass Sie wieder jahrelang weiterrauchen.

Seien Sie sich im Vorhinein klar und machen Sie sich bewusst: „Wenn ich Alkohol trinke, werde ich keine Zigarette anzünden!" Durch diese Entscheidung wird es Ihnen auch nicht schwerfallen, ein oder zwei Gläschen zu trinken, ohne zur Zigarette zu greifen.

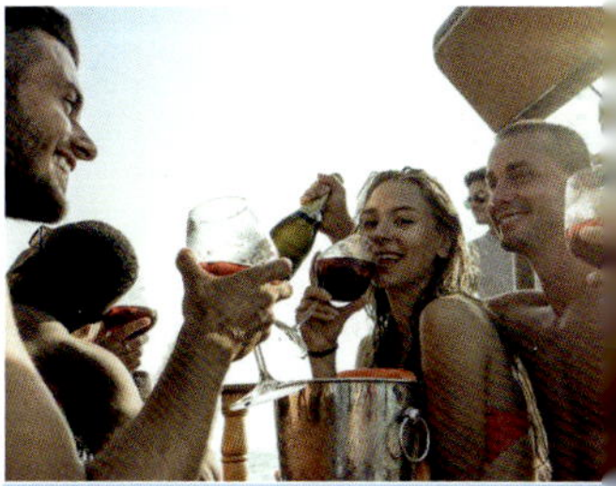

Rauchfrei mit Freunden

Kontrollieren Sie Ihre Gedanken! Es hat nichts mit Geselligkeit zu tun, sich eine Zigarette anzuzünden. Geselligkeit bedeutet, sich mit Freunden zu treffen, unter Menschen zu gehen, Spaß zu haben, soziale Kontakte zu pflegen!

Gesellige Runde

Jahrelang war das auch für Sie eine gewohnte Situation – rauchen, wenn man mit anderen Rauchern zusammen war. Schon allein der Anblick, wie sich jemand die Zigarette in den Mund steckt, erinnert Sie daran. Mit den falschen Gedanken im Kopf könnte es in dieser Situation passieren, dass Sie das Nichtrauchen als eine Art Verlust empfinden. Vielleicht denken Sie nämlich: „Die anderen, die gönnen sich etwas ganz Tolles." Sie sollten sich lieber ganz bewusst fragen: „Gönnt man sich wirklich etwas Tolles, indem man sich ein Röllchen Nervengift mit Hunderten von Chemikalien in den Mund steckt und anzündet?" Nein! Man „gönnt" sich beim Rauchen nur dann etwas, wenn der Körper vom Nervengift Nikotin abhängig ist und man dann mit der nächsten Zigarette das Schmachtgefühl loswird.

Ist der Körper komplett nikotinfrei, tut man ihm nichts „Gutes" mehr mit einer Zigarette. Im Gegenteil, man verspürt Schwindel, Übelkeit und Kopfschmerzen. Und letztendlich sind es nur Ihre Gedanken, die Sie in solchen Situationen vielleicht wieder zur Zigarette greifen lassen.

Private Probleme

Die Zigarette als Erste-Hilfe-Maßnahme – eine Verknüpfung, die wahrscheinlich schon sehr alt ist, vielleicht sogar noch aus Teenagertagen.

Ob aus heiterem Himmel oder bereits länger im Anzug: Probleme im Privatleben kommen immer unverhofft, und man ist nie darauf vorbereitet. In solchen Momenten fühlt man sich oft vollkommen allein. Traurigkeit, Wut und Stress entstehen. Und oft fällt einem in dieser Situation dann die Zigarette ein. Der „kleine Freund", der einem doch schon so oft bei Problemen geholfen hat. Und ohne wirklich darüber nachzudenken, greift man wieder zur Zigarette. Nur leider hilft diese nicht gegen das Hauptproblem! Denn der geliebte Mensch wird dadurch nicht wieder zurückkommen, die Krankheit des Kindes sich nicht bessern oder die Kündigung nicht zurückgenommen. Dadurch, dass Sie wieder zur Zigarette greifen, schaffen Sie sich selbst noch ein zusätzliches Problem: Sie machen Ihren Körper wieder abhängig. Treffen Sie in einer Krisensituation deshalb besser einen guten Freund, gehen Sie aus, lenken Sie sich ab, tun Sie alles, was Ihnen wirklich guttut. Aber greifen Sie nicht zur Zigarette! Und machen Sie sich bewusst: „Die Zigarette ist nur dafür da, mich wieder süchtig zu machen, und genau dadurch habe ich nicht ein Problem weniger, sondern ein Problem mehr!“

Stress bei der Arbeit

Sie haben einen stressigen Job? Sie werden von jedem gebraucht und am besten überall gleichzeitig? Ihnen schwirrt manchmal der Kopf? Oder Sie haben einen unangenehmen Kollegen, der immer versucht, Sie beim Chef anzuschwärzen? Und Sie waren es in den letzen Jahren gewohnt, sich mit der Zigarette hin und wieder eine Auszeit zu nehmen? Betrachten Sie die geschilderten Situationen doch einmal von außen und mit dem Wissen, das Sie sich in den letzten Tagen und Wochen angeeignet haben. Natürlich ist die Arbeit unter diesen Umständen stressig, es geht Ihnen nicht gut, Sie fühlen sich ungerecht behandelt und vielleicht sogar auch regelrecht überfordert. Aber genau deshalb sollten Sie sich nicht zusätzlich belasten – beispielsweise mit dem Entzugsstress. Dieser tritt unweigerlich dann ein, wenn Sie eine Zigarette geraucht haben und dann eine bestimmte Zeitspanne vergangen ist, in welcher der Körper das Nikotin wieder abgebaut hat. Aus diesem Grund haben Sie bisher in solchen Situationen immer geraucht. Und diese Zwangshandlung haben Sie mit dem Gefühl gekoppelt, sich für kurze Zeit einen Freiraum geschaffen zu haben. Wenn Ihr Körper aber nikotinfrei ist, benötigt er keine Zigaretten mehr, und Sie können in den fünf Minuten, die Ihr Kollege im Raucherzimmer verbringt, kurz am offenen Fenster ein bisschen frische Luft schnappen, tief einatmen und entspannen oder einfach mal für zwei Minuten die Augen schließen und an gar nichts denken.

Einfach mal ausprobieren

Manchmal beschleicht einen der Gedanke, es einfach mal wieder auszuprobieren, einfach mal eine zu rauchen. Man fühlt sich sicher, da der Körper nicht mehr nach Nikotin verlangt. Das Schmachtgefühl ist komplett vergessen. Auch die Reiz-Reak-

Sollte der Stress bei der Arbeit überhandnehmen und Ihnen keine ruhige Minute mehr zur Entspannung lassen, sollten Sie möglicherweise – in Ruhe! – andere Konsequenzen in Erwägung ziehen.

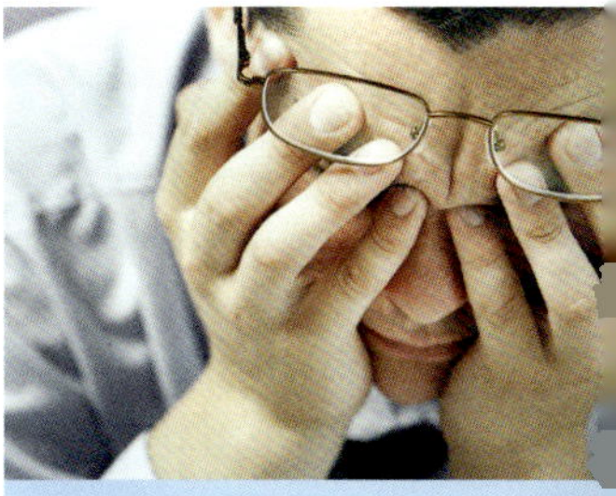

Rückfallrisiko: Stress

Was alle Menschen in stressigen Situationen tun sollten, ist: Abstand gewinnen, durchatmen, sich sammeln, um dann wieder entspannt und in Ruhe weiterzuarbeiten. Und das hat nichts mit einer Zigarette zu tun!

tions-Verknüpfungen spielen meist keine Rolle mehr. Und doch ist da diese Neugier, die Frage, ob man tatsächlich schon die Sucht komplett überstanden hat und ob man so willensstark ist, nur mal eine einzige Zigarette zu rauchen, und welche Auswirkungen dies wohl hätte. Also zündet man sich ganz mutig eine an. Wahrscheinlich heimlich, damit es keiner sieht, man hat ja schließlich aufgehört. Die Zigarette wird eklig schmecken, wie beim ersten Mal. „Toll", werden Sie wahrscheinlich denken, „ich habe es überwunden." Bei nächster Gelegenheit wird Ihnen vielleicht eine Zigarette angeboten und Sie greifen zu. Sie haben es ja schon ausprobiert, Ihnen „schmeckt" es nicht mehr, also sind Sie nicht mehr süchtig und können das Prinzip „Gelegenheitsraucher" aufgreifen. Doch Vorsicht! Sie waren bereits einmal Gelegenheitsraucher, nämlich als Sie anfingen, sich das Rauchen anzutrainieren. Damals haben Sie auch nur in bestimmten Situationen geraucht, bis Ihr Körper immer süchtiger wurde und Sie anfingen, immer öfter und mehr rauchen zu müssen. Manche Menschen wären trotzdem gern Gelegenheitsraucher. Aber Gelegenheitsraucher halten die psychische Abhängigkeit aufrecht und beschäftigen sich dadurch laufend mit dem Rauchen. Zudem machen sie immer wieder einen körperlichen Entzug durch, wenn sie eine Weile nicht rauchen. Konsequenter ist es, sich ganz gegen das Rauchen zu entscheiden, das Nikotin loszuwerden, die Nerven umzugewöhnen und alle psychologischen Verknüpfungen aufzulösen.

Schicksalsschläge

Entkoppeln Sie Ihre Gedanken: Die Zigarette hilft Ihnen nicht weiter!

Katastrophen wie das Verunglücken einer nahe stehenden Person, die Nachricht über eine ernste Krankheit bei sich oder einem Angehörigen oder der plötzliche Tod eines geliebten Menschen sind wahrscheinlich die schlimmsten Ereignisse, die einem widerfahren können. Von einem Moment auf den anderen bricht die Welt zusammen. Jeglicher Halt wird Betroffenen in solchen Augenblicken genommen. Viele beängstigende Fragen tauchen auf. Und der Griff zur Zigarette ist oft ein willkommener Ausweg, eine erste, ablenkende Maßnahme. Warum greifen Menschen, die bereits wochenlang „Frischluftatmer" sind, in solch einem Unglücksfall zu einer Zigarette? Weil sie es in den Jahren als Raucher genau so gehandhabt haben. In Situationen, in denen sie Angst und Unsicherheit empfanden, nicht weiter wussten, einen starken inneren Schmerz spürten, bot der Griff zur Zigarette scheinbar Halt und Sicherheit. Bedenken Sie aber, was Ihnen die Zigarette in diesem Augenblick tatsächlich bringt – nichts! Sie wird die Situation in keiner Weise verändern.

Gewichtszunahme

Haben Sie ein paar Kilo zugenommen? Die Hose passt nicht mehr, oder Sie fühlen sich in Ihrer Haut nicht wohl? Denken Sie bitte nicht, Sie würden abnehmen, indem Sie wieder mit dem Rauchen beginnen. Fragen Sie Raucher, die genau aus diesem Grund wieder zur Zigarette gegriffen haben, und bitten Sie diese um eine ehrliche Antwort. Die meisten werden Ihnen sagen: „Ich habe nicht durch das Rauchen abgenommen, ich habe abgenommen, weil ich weniger gegessen habe." Viele werden Ihnen auch sagen: „Ich habe gar nicht abgenommen!" Wenn Sie zugenommen haben, achten Sie genau auf Ihr Essverhalten. Führen Sie ein Tagebuch, in welchen Situationen Sie zu einem Stück Schokolade gegriffen oder einen Nachschlag genommen haben. Bitten Sie im Zweifelsfall Ihren Arzt, Ihnen einen guten Ernährungsberater zu empfehlen, und beginnen Sie, sich ausgiebiger zu bewegen.

Urlaub

Da man für gewöhnlich nur ein oder zweimal im Jahr länger in den Urlaub fährt, ist es durchaus möglich, dass Sie schon alle Alltagssituationen ohne Zigarette erlebt haben – nur den Urlaub nicht. Ihnen kommt keine Situation mehr fremd vor ohne Zigarette, für Sie ist alles normal geworden, Sie führen ein glückliches, gesundes Leben als „Frischluftatmer". Und dann kommt der Urlaub. Sie freuen sich auf entspannende oder vielleicht auch sportreiche Tage. Am Urlaubsort angekommen, genießen Sie die unbeschwerte Zeit. Auf einmal beschleicht Sie ein komisches Gefühl und Sie erinnern sich an den letzten Urlaub: „Oh ja, da habe ich noch geraucht. Und beim Sonnenuntergang war die Zigarette besonders gut!" Das Gefühl, dass etwas fehlt, dass

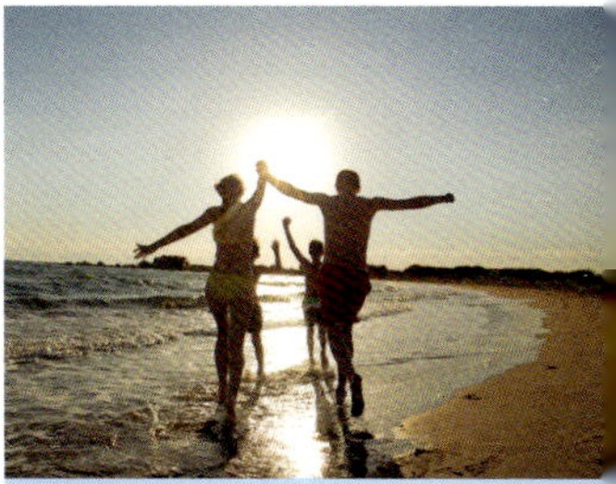

Rauchfreier Urlaub

Beim Urlaub handelt es sich bei den meisten frischgebackenen Nichtrauchern um eine der letzten Reiz-Reaktions-Verknüpfungen auf dem Prüfstand. Gerade weil man nicht so oft in den Urlaub fährt, hat man diese Zeit noch nicht ohne Zigarette erlebt. Wenn Sie in diesen Momenten immer an das Gelernte denken und sich dies bewusst machen, gewöhnen Sie sich auch im Urlaub schnell daran, die Tage ohne den Glimmstängel vollauf zu genießen.

Sie etwas vermissen und der Urlaub noch nicht ganz perfekt ist, wird immer stärker und es kann dazu führen, dass Sie unbekümmert zur Zigarette greifen und rauchen. Wahrscheinlich mit dem Hintergedanken: „Wenn ich zu Hause bin, dann höre ich einfach wieder auf!“ Leider ist dies aber ein Trugschluss: Ihr Körper ist komplett nikotinfrei, und mit diesem Fehltritt machen Sie ihn innerhalb weniger Tage wieder abhängig von dem Gift und die Verknüpfungen beginnen sich von Neuem im Gehirn festzusetzen. Lassen Sie es sein, es lohnt sich nicht!

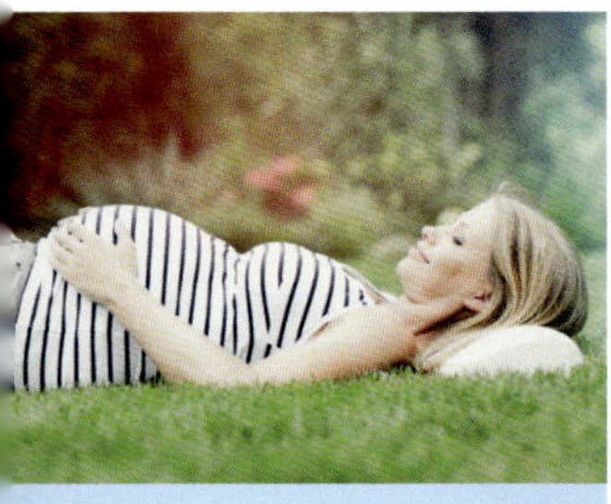

Eine große Chance

Eine Schwangerschaft ist eine gute Möglichkeit, für immer mit dem Rauchen aufzuhören! Am besten ist es natürlich, wenn beide Partner sich für ein Leben als „Frischluftatmer“ entscheiden.

Nach der Schwangerschaft

Vielen rauchenden Frauen ist bewusst, dass Rauchen während der Schwangerschaft schlecht für das ungeborene Kind ist. Deshalb hören die meisten sofort und ohne Schwierigkeiten auf, sobald der Arzt ihnen die freudige Nachricht mitteilt. Die Verantwortung für das ungeborene Kind erhält Priorität, und die werdende Mutter trifft eine einzige klare Entscheidung: „Für mein Kind will ich nur das Beste!“ Die ganze Schwangerschaft über lebt man weiter im Bewusstsein, zum Wohle des Kindes nicht zu rauchen. Es fällt leicht, da es einen sehr wichtigen Grund gibt und sich alle Gedanken um das ungeborene Kind drehen. Voller Erwartung wird das Kinderzimmer eingerichtet, die nötigen Dinge werden besorgt. Selten hat man die Zeit, sich zum Thema „Rauchen“ Gedanken zu machen. Und dann ist das Baby da! Alles ändert sich. Die Tage als Eltern sind wunderschön, manchmal aber auch sehr anstrengend. Man muss sich rund um die Uhr um das Neugeborene kümmern, vielleicht sind auch noch die älteren Geschwister da, die Aufmerksamkeit einfordern. In diesem Moment kommt Ihnen dann das erste Mal wieder in den Sinn, einfach mal eine Zigarette zu rauchen. Sich für ein paar Minuten mit der Zigarette eine Auszeit zu nehmen, abzuschalten. Wahrscheinlich verwerfen Sie diesen Gedanken gleich wieder, Sie stillen ja noch, und alle Gifte würden sich dann auf Ihr Kind übertragen.

Sie haben also mit gutem Gewissen und ohne zu leiden während der ganzen Schwangerschaft nicht geraucht. Auch in der Stillzeit waren Sie „Frischluftatmerin“. Sie sind stolz auf sich, wie toll Sie das gemeistert haben. Und genau dann sollten Sie auf Ihre Gedankengänge aufpassen! Fangen Sie nicht an zu denken: „Ich habe so viele Mühen auf mich genommen, jetzt habe ich aber eine Zigarette verdient, dann kann ich mal wieder so richtig abschalten." Wenn Sie jetzt wieder rauchen, würde Ihr Körper heftigst auf die Zigarette reagieren. Wenn Sie eine Pause brauchen, wenn Sie das Gefühl haben, kurz einmal Ruhe zu benötigen, dann setzen Sie sich besser allein in Ihr Zimmer oder legen Sie sich für kurze Zeit in den Garten auf einen Liegestuhl. Schließen Sie für ein paar Minuten die Augen, ruhen Sie sich aus. Nehmen Sie sich diese Momente für sich. Sie sind sehr wichtig. Aber bitte ohne Zigarette!

Letzter Denkfehler

Herzlichen Glückwunsch! Ihr Körper ist komplett nikotinfrei, und Sie haben auch alle Situationen Ihres Lebens ohne Zigarette erlebt. Nicht zu rauchen, ist mittlerweile für Sie genauso normal geworden wie jahrelang das Rauchen. Sie können richtig stolz auf sich sein! Vielleicht kann es dennoch passieren, dass Sie eines Tages in eine Situation geraten, in der Sie sich gern eine Zigarette anstecken würden. Sei es, weil es eine besonders schöne Situation ist, z. B. zur Hochzeit Ihres Sohnes, zur Geburt Ihres Enkels, zu einem schönen runden Geburtstag, in einem tollen Urlaub mit einem besonders schönen Sonnenuntergang oder vielleicht, weil Sie eine ganz schlimme Situation überstehen müssen, den

Kiffen

Der Konsum von Haschisch ist ein heikles Thema, dennoch sollte man offen damit umgehen. Denn vielen Menschen ist nicht bewusst, dass man auch durch das Kiffen wieder abhängig vom Nikotin werden kann, da dem Joint i. d. R. ganz normaler Tabak beigemischt wird. Das Nikotin in hin und wieder gerauchten Haschischzigaretten reicht aus, um den nikotinfreien Körper wieder an das Gift zu gewöhnen. Und allmählich setzt das Schmachtgefühl wieder ein, bis man, ohne es wirklich zu merken, wieder langsam anfängt, normale Zigaretten zu rauchen.

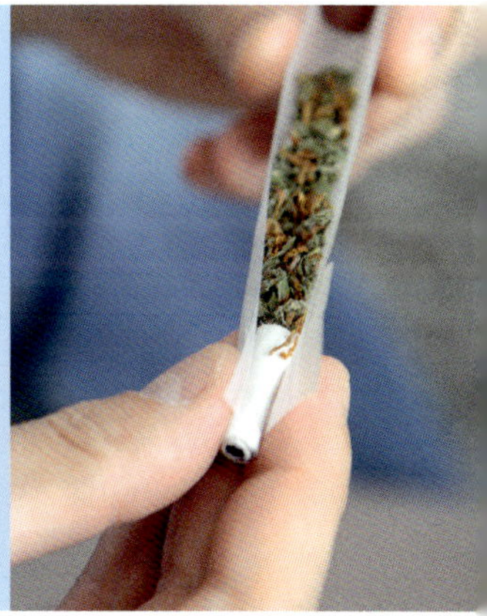

Tod eines nahen Angehörigen, einen Unfall, die Trennung von Ihrem langjährigen Partner. Oder vielleicht fühlen Sie sich auch einfach nur unbeschreiblich unglücklich, ohne einen konkreten Anlass. Und der Gedanke an die Zigarette wird immer stärker. Der Wunsch, mal wieder eine zu rauchen, beschäftigt Sie immer mehr. Sie meinen sich daran zu erinnern, wie toll doch die Zigarette in solchen Situationen „geschmeckt" hat und wie sehr sie Ihnen damals beigestanden hat. Sie vertiefen sich immer mehr in diesen Gedankengang, bis Sie die passende Ausrede gefunden haben: „Ich habe jetzt schon jahrelang nicht mehr geraucht. Eine einzige Zigarette wird mir schon nicht schaden. Ich weiß ja, ich kann jederzeit wieder aufhören, das habe ich ja wohl jetzt bewiesen!" Und dann ist der Moment da, Sie bitten einen rauchenden Kollegen um eine Zigarette, nehmen sie in die Hand, voller Vorfreude und Erwartungen, stecken Sie sich in den Mund und zünden Sie an. Sie inhalieren den ersten Zug bis tief in die Lunge. Sie erwarten ein beruhigendes, angenehmes, wohlvertrautes Gefühl. Leider falsch gedacht! Ihr Körper ist seit Langem nikotinfrei. Ihre Nerven haben sich schon längst umgestellt und empfinden das Nikotin wieder als das, was es ist – ein Nervengift! Die Flimmerhärchen in der Lunge sträuben sich gegen den einfließenden Rauch, und Sie fangen an zu husten, der Körper rebelliert. Ihnen wird schwindlig, leicht übel, der Darm fängt an zu rumoren, Sie bekommen weiche Knie, das Herz fängt an zu rasen, im Kopf fängt es an zu pochen. All das wird Sie aber wahr-

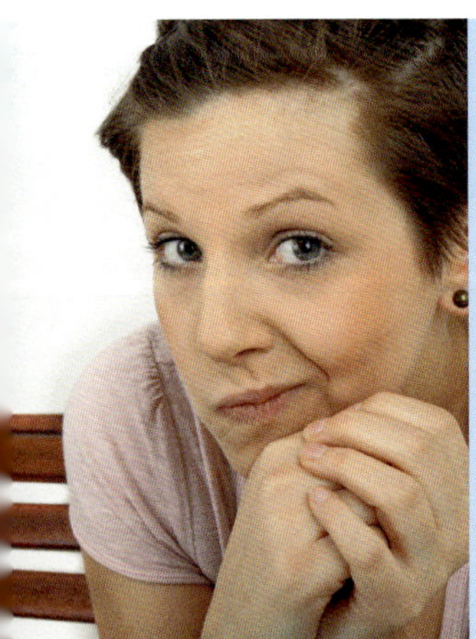

Nikotin ändert nichts an der Situation

Wie geht man damit um, wenn man eines Tages plötzlich wieder an Zigaretten denken muss? Wie aus heiterem Himmel ist der Gedanke plötzlich da, oder eine Situation ruft die Erinnerungen an den Glimmstängel hervor. Genaues Hinsehen ist hier erforderlich! Denken Sie in diesem Moment mit! Stellen Sie sich die Frage: „Was würde sich an der eingetretenen Situation ändern, wenn ich jetzt eine Zigarette rauche?" Geben Sie sich selbst die Antwort: „Es würde sich an der Situation nichts ändern, außer, dass ich wieder ein riesiges Problem hätte und vielleicht schnell wieder abhängig würde."

scheinlich nicht daran hindern, weiter an der Zigarette zu ziehen. Sie haben ja ein klares Bild vor Augen, wie gut Ihnen die Zigarette damals getan hat. Und genau dieses Gefühl wollen Sie auf alle Fälle wieder erreichen. Etwas enttäuscht überlegen Sie sich eine weitere gute Ausrede, um die zweite Zigarette rauchen zu dürfen. Vielleicht kommt folgender Gedankengang auf: „Na ja, ich habe jetzt so lange nicht mehr geraucht, bestimmt schmeckt die zweite Zigarette schon viel besser! Mein Körper ist dieses Zeug wahrscheinlich nicht mehr gewöhnt." Genau so ist es! Ihr Körper braucht das Nikotin nicht mehr. Er fühlt sich wohl ohne schädliche Stoffe. Die zweite Zigarette wird dann möglicherweise ein wenig besser „schmecken". Der Hustenanfall hält sich in Grenzen, die Übelkeit nimmt etwas ab – doch das erwartete gute und entspannende Gefühl bleibt wieder aus. Also folgt die dritte Zigarette, daraufhin die vierte und die fünfte etc. Und was passiert dann? Sie machen Ihren Körper wieder abhängig von Nikotin. Sie werden dadurch wieder zum Raucher. Genauso, wie Sie als Jugendlicher auch mit dem Rauchen begonnen haben. Die erste Zigarette war unangenehm, man musste mit viel Willensstärke rauchen lernen. Sie haben das gleiche Gefühl erwartet, das Sie als Raucher erlebt haben, wenn das Schmachtgefühl langsam nachließ. Nur dieses Gefühl konnten Sie als Nichtraucher gar nicht erreichen, da das Schmachtgefühl bei Ihnen gar nicht mehr existiert. Sie mussten erst wieder zum Raucher werden, um dieses Gefühl zu bekommen.

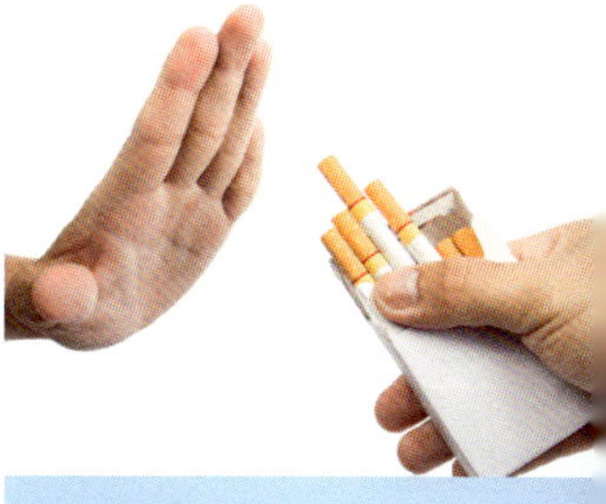

Sagen Sie Nein!

Egal, in welche Situation Sie zukünftig kommen werden, greifen Sie nicht mehr zur Zigarette! Sie brauchen das nicht! Stellen Sie sich vor, es würde Ihnen jemand eine Heroinspritze anbieten. Würden Sie diese annehmen? Natürlich nicht! Sie wissen ja, wie gefährlich Heroin ist und dass es süchtig macht!

Sollten Sie in ein paar Jahren in irgendeine Situation kommen, in der Sie unbedingt rauchen wollen, machen Sie sich vorher klar: „Die erste Zigarette wird mir nicht guttun, da mein Körper nicht mehr an das Nikotin gewöhnt ist. Das wird dazu führen, dass ich mir eine zweite Zigarette anstecken werde. Und dann die dritte und die vierte und die fünfte usw."

Und fragen Sie sich, ob es Ihnen das wert ist. Nein, natürlich nicht! Das Leben eines Nichtrauchers ist doch viel schöner. Nehmen Sie aus genau diesem Grund nie mehr Nikotin zu sich. Nicht als Pflaster, Kaugummi, Zigarre, Pfeife, Schnupftabak oder in einer Shisha! Nikotin ist ein starkes Nervengift, und Ihr Körper wird davon innerhalb kürzester Zeit abhängig. Und der Körper braucht das Nikotin genauso wenig wie Heroin oder andere Nervengifte.

Das Wichtigste auf einen Blick

Wie lange dauert es, bis ich wieder gesund bin?
Sehen Sie es so, Sie werden jeden Tag ein Stück gesünder! Jeden Tag, an dem Sie nicht rauchen, geben Sie Ihrem Körper Gesundheit zurück. Freuen Sie sich also über jeden Tag!

Ich habe 50 Jahre geraucht, bin durch das Rauchen schon krank – lohnt es sich auch für mich aufzuhören?
Es lohnt sich in jedem Fall aufzuhören. Auch wenn man schon krank ist, tut man für seinen Körper damit das Beste.

Warum sollte ich aufpassen, wenn ich Alkohol trinke?
Wenn man Alkohol trinkt, ist man meist unbekümmerter und kann Gefahren nicht so gut einschätzen. Daher wird die Gefahr, die von einer Zigarette ausgeht, auch nicht richtig eingeschätzt. Zudem spürt man die Vergiftungserscheinungen des Nikotins durch den Alkohol nicht oder nicht so sehr, und man hat das Gefühl, es sei ja nicht so schlimm. Oftmals raucht man dann „nur", wenn man mal ausgeht und Alkohol trinkt, dann raucht man „nur", wenn man abends zu Hause mal ein Gläschen Wein trinkt, und dann raucht man „nur" abends mal wieder eine – und innerhalb kürzester Zeit raucht man mehr und mehr und ist wieder richtig dabei.

Darf ich im Urlaub eine Ausnahme machen und eine Zigarette rauchen?
Nein. Da man nicht so oft Urlaub macht, kann es sein, dass Sie sich im Urlaub wieder an die Zigarette erinnern. Entknüpfen Sie auch diese Verbindung! Eine gerauchte Zigarette führt meistens dazu, die nächste zu rauchen und dann die nächste und nächste und so fort.

Was mache ich, wenn ich doch wieder eine Zigarette geraucht habe?
Auf alle Fälle keine weitere rauchen! Falls Sie eine geraucht haben, lassen Sie Ihren Körper bitte wieder sofort richtig nikotinfrei werden und hinterfragen sich bitte, welche Verknüpfung das noch gewesen ist oder in welche Falle sie getreten sind. Danach werden Sie bewusster damit umgehen.

Notfallknopf

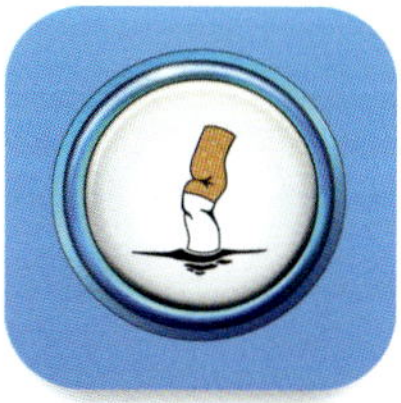

Wahrscheinlich sind Sie gerade in einer nicht alltäglichen Situation. Sie sind vermutlich gerade nicht beim Kaffeetrinken oder beim Autofahren oder bei Tätigkeiten, die Sie schon oft ohne Zigarette erlebt haben. Wahrscheinlich sind Sie gerade in einer Situation, die ihr Gehirn noch nicht als normal kennen gelernt hat. Und genau diese Situation muss Ihr Gehirn nun auch wieder ohne Rauchen erleben. Am besten mehrmals.

Deswegen: Bitte, stellen Sie sich noch einmal folgende beiden Fragen: „Was würde sich an der Situation verändern, wenn ich jetzt wieder rauchen würden?" Ihre Antwort wäre: „An der Situation würde sich nichts verändern!" Und die zweite Frage: „Wie würde mir die Zigarette körperlich wieder ‚schmecken'?" Die Antwort wäre: „Schlecht!" Ihnen würde wieder schwindelig und übel werden. Ihr Körper würde wieder eine Nikotinvergiftung spüren.

Sagen Sie „Nein!". Erleben Sie die Situation ohne Rauchen, lenken Sie sich ab, denken Sie an all Ihre Erfolge und Situationen die Sie schon ohne Zigarette erlebt haben. Freuen Sie sich über ein weiteres glückliches Leben ohne Glimmstengel!

24 Stunden Frischluftatmer:

Wie geht es Ihnen? Sie haben die ersten 24 Stunden ohne Zigarette geschafft. Toll! Seien Sie richtig stolz auf sich! Viele andere Raucher, die mit dem Rauchen aufhören wollen, schaffen das nicht. Die einen sagen nun vielleicht: „Ach, so schwer war das doch gar nicht!" Bei den anderen hat es vielleicht mal hier und da „komische Momente" gegeben. Alles völlig normal. Ihr Nikotinspiegel sinkt weiter und beträgt mittlerweile nur noch ein Viertel von gestern. Das biologische Gefühl, eine rauchen zu wollen, wird dadurch immer seltener. Viele Situationen haben Sie bereits ohne Zigarette gemeistert – Sie haben gesehen, dass es funktioniert! Weiter so!

72 Stunden Frischluftatmer:

Sie sind bereits drei Tage Frischluftatmer! Wie fühlen Sie sich? Merken Sie, wie es von Tag zu Tag besser wird? Klasse! Weiter

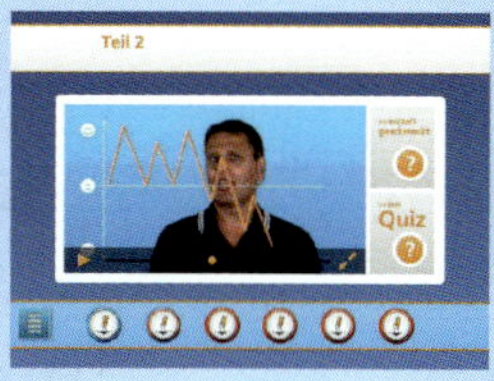

Nichtraucher bleiben mit unserer Smartphone-App.

Das Wissen rund ums Nichtrauchen zum Mitnehmen: Holen Sie sich gerne unsere Nichtraucher-App im App Store bei iTunes oder auf www.nichtraucher-in-5-stunden.de. Unser Trainer Ingo Buckert animiert Sie darin dazu, weiterhin Nichtraucher zu sein.

so! Der Nikotinpegel ist mittlerweile auf etwa ein Sechzehntel des Ursprungspegels gesunken, und Sie haben viele Reiz-Reaktions-Situationen ohne Zigarette eingeübt. Bitte denken Sie auch daran, die nicht so häufig vorkommenden Situationen ohne Zigarette zu üben und keine Situationen zu meiden. Gehen Sie frohen Mutes in alle noch nicht da gewesenen Situationen hinein. Falls Sie sich vor bestimmten Situationen sorgen sollten, stellen Sie sich diese Situation einfach in allen Einzelheiten vor, wie Sie diese Situation ohne Zigarette gut meistern werden. Das schaffen Sie!

Eine Woche Frischluftatmer:

Wow! 1 Woche! Wir gratulieren Ihnen von ganzem Herzen! Feiern Sie sich! Seien Sie richtig stolz auf sich! Ja, Sie dürfen das! Ihr Nikotinpegel ist schon ganz weit unten. Wahrscheinlich spüren Sie die biologische Abhängigkeit schon gar nicht mehr oder nur noch ganz, ganz selten. Auch liegt nun Ihr erstes komplettes rauchfreies Wochenende hinter Ihnen. Das erste nach vielen Jahren! Wie war es? Wahrscheinlich war alles viel einfacher als gedacht. Ok, vielleicht gab es hier und da noch einmal einen Gedanken oder eine Situation, in der Sie stärker an eine Zigarette gedacht haben, aber auch das haben Sie toll gemeistert! Machen Sie weiter so und freuen Sie sich auf jeden neuen Tag ohne Zigarette!

Zwei Wochen Frischluftatmer:

Ja, 14 Tage sind schon rum! Wie geht es Ihnen? Die biologische Seite der Sucht ist geschafft! Achten Sie einmal darauf, wie vieles für Sie ohne Zigarette normal geworden ist. Wahrscheinlich sind es folgende Situationen: Kaffee trinken, morgens einfach aufstehen und den Tag beginnen, warten, im Auto fahren, sich mit rauchenden Freunden treffen, Pause machen, Essen, ein Bier oder einen Wein trinken, ausgehen und Freunde treffen und bestimmt noch viele andere. Bitte überlegen Sie nun noch einmal: Gibt es vielleicht auch Situationen, die Sie meiden? Ja? Dann ist es höchste Zeit auch diese Situation anzugehen. Trauen Sie sich! Sie haben schon so viel geschafft!

Und wie sieht es mit Ihrem Gewicht aus? Alles gut – sehr schön! Sie haben zugenommen? Bitte überprüfen Sie, was Sie essen.

Wenn Sie sich nicht wirklich sicher sind, was Sie alles über den Tag verteilt essen, schreiben Sie es auf. Führen Sie für ein paar Tage lang einfach mal ein Esstagebuch. Vielleicht erkennen Sie jetzt schon, woran die Gewichtszunahme liegt. Bewegen Sie sich ausreichend? Auch hier ist nun ein guter Zeitpunkt, um noch einmal darüber nachzudenken, ob Sie sich ausreichend bewegen und was Sie gegebenenfalls noch verbessern können. Und in jedem Fall – seien Sie stolz auf das, was Sie schon alles geschafft haben!

Ein Monat Frischluftatmer:

Ein ganzer Monat ist geschafft! Wir gratulieren Ihnen! Spitze! Sie werden voraussichtlich in Alltagssituationen überhaupt nicht mehr an die Zigarette denken. Vielleicht gibt es bei der einen oder anderen Situation noch einmal einen Gedanken an die Zigarette. Auch das ist völlig normal und wird mit der Zeit seltener. Sie haben das Gefühl, auf etwas „verzichten" zu müssen? Bitte überlegen Sie klar, ob Sie auch wirklich Ihr Leben so weiter leben wie vorher, nur eben ohne Zigarette. Also, wenn Sie früher gerne Kaffee getrunken haben und nun nur noch Tee trinken, aus Angst, beim Kaffee an die Zigarette erinnert zu werden, kann das dazu führen, dass sie den Kaffee vermissen und nicht wirklich die Zigarette. Deswegen – trinken Sie Kaffee! Leben Sie Ihren Alltag mit all den Situationen wie vorher auch.

Machen Sie ausreichend Pausen? Als Raucher lernt man sehr schnell, Raucher-Pause zu machen, und vergisst dabei, dass auch Nichtraucher Pausen machen und brauchen. Das kann dazu führen, dass man sich keine Auszeiten mehr nimmt und das Gefühl hochkommt: Als ich Raucher war, hatte ich mehr Pausen. Nehmen Sie sich einfach ein paar Minuten Zeit, um einmal in Ruhe darüber nachzudenken.

Es geht Ihnen prima und Sie wissen gar nicht, worüber wir schreiben? Umso besser!

In jedem Fall – weiter so! Sie sind auf einem ganz tollen Weg, für immer ein glücklicher Frischluftatmer zu werden.

Serviceteil

Durch dieses Buch wissen Sie schon eine Menge über das Rauchen und wie man einfach aufhört. Weitere Informationen und Interessantes erhalten Sie hier.

Hilfreiche Adressen:
Wenn man anfängt, sich mit einem interessanten Thema zu beschäftigen, möchte man immer mehr darüber wissen. Falls Sie also noch weitergehende Fragen rund um das Thema Rauchen haben sollten oder Sie sich generell intensiver mit diesem Thema beschäftigen möchten, gibt es eine Reihe von Institutionen, die Ihnen weiterhelfen. Nachfolgend finden Sie einige hilfreiche Adressen.

Luftfabrik
T. Baum & Dr. S. Frädrich GbR
Langenberg (Forsth.) 49, 36129 Gersfeld (Rhön) Mosbach
Tel.: +49 (6654) 9188046
E-Mail: info@luftfabrik.com
www.nichtraucher-in-5-stunden.de

Pigdog Consulting
I. Buckert & Dr. S. Frädrich GbR
RheinEnergieSTADION / Tribüne Süd, Aachener Straße 999, 50933 Köln
Tel.: +49 (221) 71616 227, +49 (221) 71616 224, Fax: +49 (221) 71616 225
E-Mail: info@pigdog.de
www.nichtraucher-in-5-stunden.de

Institut für Gesundheitscoaching
Baum, Buckert & Dr. Frädrich GbR
Zum Tilmeshof 55, 50859 Köln
Tel.: +49 (221) 71616 227, +49 (221) 71616 224, Fax: +49 (221) 71616 225
E-Mail: info@ifgc.de
www.nichtraucher-in-5-stunden.de

Deutsche Gesellschaft für Nikotinprävention e. V. (DGNP)
Ingo Buckert, Christina Frädrich
Zum Tilmeshof 55, 50859 Köln
Tel.: +49 (221) 71616 227, +49 (221) 71616 224, Fax: +49 (221) 71616 225
www.nikotinpraevention.de

Weiterführende Literatur

Baum, Thilo:
Mach dein Ding! Der Weg zu Glück und Erfolg im Job.
Eichborn 2010

Baum, Thilo & Frädrich, Stefan:
Günter, der innere Schweinehund, wird Nichtraucher. Ein tierisches Gesundheitsbuch.
GABAL 2007

Buckert, Ingo & Frädrich, Stefan:
Günter, der innere Schweinehund, wird fit. Ein tierisches Sportbuch.
GABAL 2008

Frädrich, Stefan:
Die einfachste Diät der Welt. Das Plus-Minus-Prinzip.
Graefe und Unzer 2009

Frädrich, Stefan:
Das Domino-Prinzip. Wie Sie aus Steinen, die Ihnen in den Weg gelebt werden, etwas Schönes bauen.
Droemer Knaur 2009

Frädrich, Stefan:
Günter, der innere Schweinehund, hat Erfolg. Ein tierisches Coachingbuch.
GABAL 2007

Frädrich, Stefan:
Günter, der innere Schweinehund, wird schlank. Ein tierisches Diätbuch.
GABAL 2006

Frädrich, Stefan:
Luft! Ganz einfach Nichtraucher.
Droemer Knaur 2004

Frädrich, Stefan:
Günter, der innere Schweinehund. Ein tierisches Motivationsbuch.
GABAL 2004

Trainer

Alle unsere Trainer waren früher starke Raucher und sind heute zuverlässig clean. Erfahren Sie von ihnen, wie leicht man zum Nichtraucher werden kann!

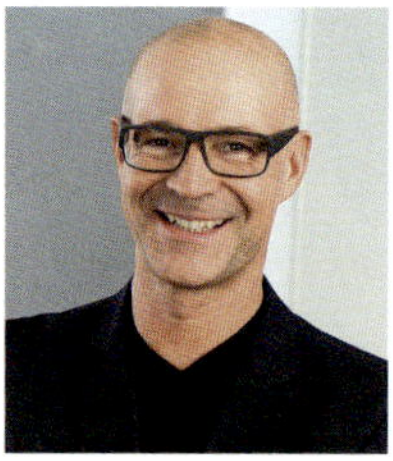

Dr. med. Stefan Frädrich, Unternehmer, Autor, Arzt und Coach

»Wir Menschen sollten nur eines einatmen: Luft!«

Dr. med. Stefan Frädrich ist Arzt und Coach. Er hat lange Jahre geraucht und empfand das Rauchen als extremen Widerspruch zu seinem Beruf als Mediziner. Nachdem er alle wesentlichen Fakten zum Thema Nikotinabhängigkeit und Tabakmissbrauch recherchiert hatte, hörte er ganz einfach mit dem Rauchen auf. Stefan Frädrich ist neben vielen anderen Publikationen Autor des Motivationsbuches „Günter, der innere Schweinehund" und des Nichtraucherbuches „Luft!".

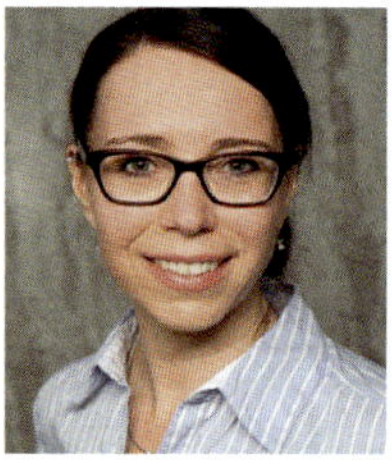

Christina Frädrich, Psychologische Beraterin, Systemischer Coach, Trainerin, Autorin

»Als ehemalige Raucherin weiß ich, wie toll es ist, nicht mehr rauchen zu müssen! Und genau das möchte ich vermitteln: Spaß an einem Leben ohne Qualm!«

Christina Frädrich ist Psychologische Beraterin, Systemischer Coach und Systemische Beraterin i. A. und berät ihre Klienten in eigener Praxis oder in Firmen. Als freie Trainerin ist sie u.a. in den Bereichen Nichtraucherseminare, Nikotinprävention, Persönlichkeitsentwicklung und Management-Training tätig. Infos unter: www.christina-fraedrich.com

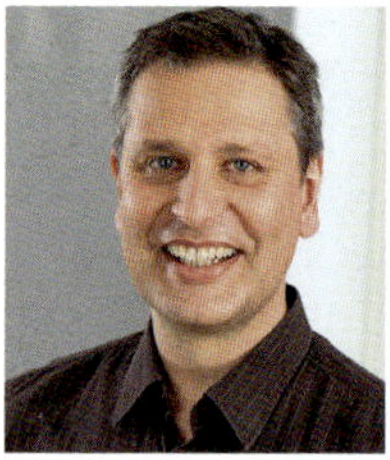

Ingo Buckert, Diplom-Sportwissenschaftler, Pädagoge und Unternehmer

»Mit dem Rauchen aufhören ist einfach und kann sogar Spaß machen, wenn man weiß, wie! Bei uns bekommen Sie die Anleitung dazu! Versprochen!«

Ingo Buckert ist Diplom-Sportwissenschaftler, Pädagoge und Unternehmer. Seit er selbst durch die Hilfe von Dr. Stefan Frädrich die Zigaretten losgeworden ist, hielt ihn das spannende Thema gefesselt. Heute gibt er leidenschaftlich Nichtraucherseminare und Seminare zu vielen anderen Themen der Verhaltensänderung. Zusammen mit seinen Kollegen Dr. Stefan Frädrich und Thilo Baum entwickelte er das Seminar.

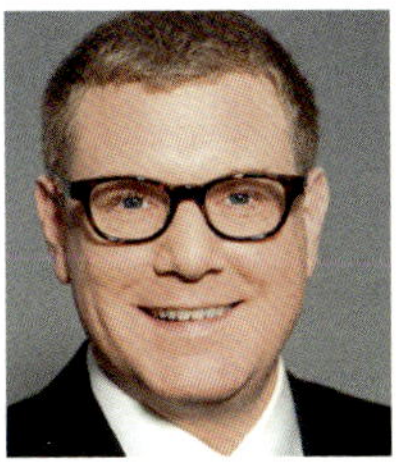

Thilo Baum, Kommunikationswissenschaftler und Journalist

»Man kann das Wort Nichtraucher auch positiv formulieren: gesunder, glücklicher Mensch.«

Thilo Baum M.A. ist Kommunikationswissenschaftler und Journalist. Seine Spezialgebiete sind Dramaturgie, Werbewirkung und Wissenschaftsjournalismus; er bereitet wissenschaftliche Zusammenhänge allgemein verständlich auf. Thilo Baum war starker Raucher und hörte aus eigenem Entschluss problemlos damit auf.

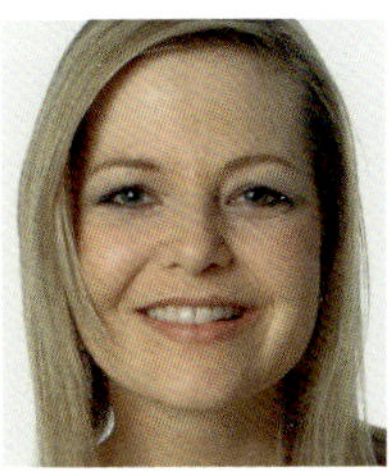

Sabine Altena, Moderatorin und Coach

»Ich bin immer noch erstaunt, wie einfach es war, mit dem Rauchen aufzuhören.«

In rund 18 Jahren „Medienzirkus" bei Radio, TV und Zeitung war sie eine von vielen Rauchern. Schließlich gilt Rauchen ja als Ventil für kreative Ideen. Oder? Was für ein unglaublicher Quatsch das ist, weiß sie heute. Dank des Seminars „Nichtraucher in 5 Stunden"! Ihre Energie, Begeisterung und Lebensfreude steckt Sabine heute in sinnvollere Dinge.

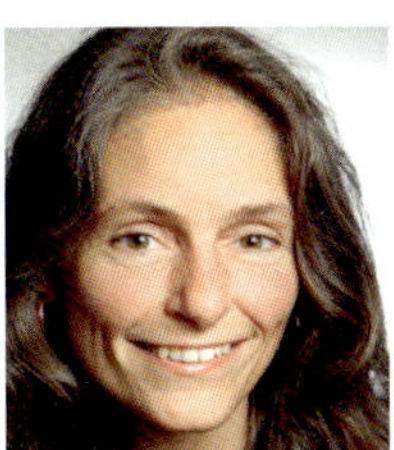

Sabine Blechstein, Dipl.-Sportlehrerin

»Als Ex-Raucherin freue ich mich ständig, nicht mehr rauchen zu müssen. Ein Fest der Freiheit!«

Sabine Blechstein ist Dipl.-Sportlehrerin, hält unterschiedliche Präventionskurse und gibt Yoga- und Tai-Chi-Qi-Gong-Unterricht in eigener Praxis. Sie leitet Familienaufstellungen und arbeitet in der Drogentherapie. Nach zehn Jahren Qualm hat sie von heute auf morgen mit dem Rauchen aufgehört. Mit dem nötigen Wissen über Rauchen, Abhängigkeit und Suchtausstieg wurde der Rauchstopp eines der schönsten Erlebnisse in ihrem Leben. Wie es geht, vermittelt sie mit Freude und Begeisterung in ihren Seminaren.

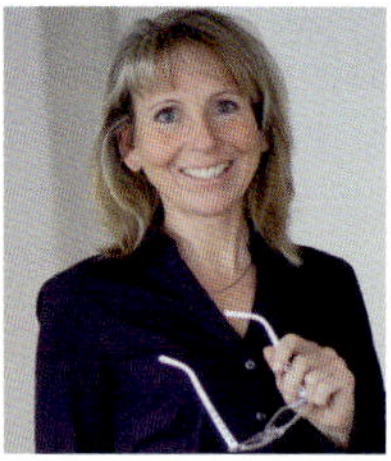

Franziska Cüppers, Diplom-Gesundheitswirtin

»Jahrelang hat das Rauchen meinen Tagesablauf bestimmt. Jetzt bin ich endlich frei und habe viel mehr Zeit und Power!«

Franziska Cüppers arbeitet als Gesundheitsberaterin. Viele Jahre lang gehörten Zigaretten zu ihrem Alltag. Bis sie merkte, wie stark ihre Lebensqualität darunter litt. Dieses Bewusstsein und der Wunsch nach Unabhängigkeit machten das Aufhören ganz leicht.

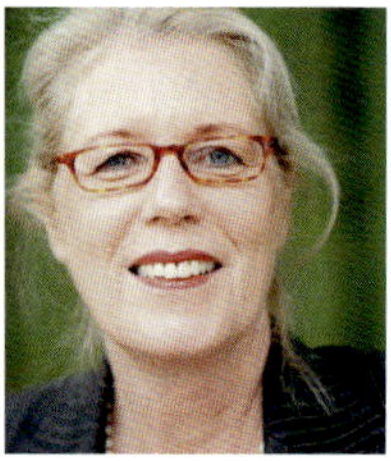

Babette Halbe-Haenschke, Pädagogin, Gesundheitsmanagerin und Autorin

»Gesundheit, die verändert!«

Babette Halbe-Haenschke ist Pädagogin, Gesundheitscoach, betriebliche Gesundheitsmanagerin und Autorin. Auch als Nichtrauchertrainerin motiviert sie, die eigene Zukunft gesund zu gestalten – für mehr Erfolg und Spaß beim Leben.

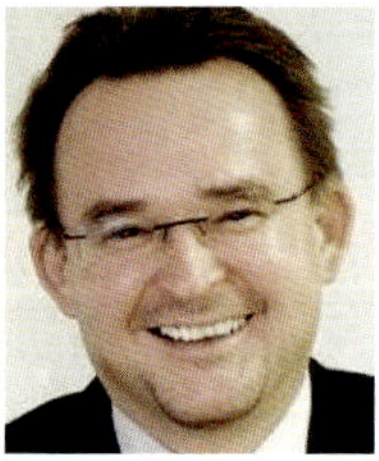

Armin H. Klein, Diplom-Sozialpädagoge/Sozialarbeiter

»Mehr als 25 Jahre hielt ich mich für einen Genuss-Raucher. Heute weiß ich: Ich war süchtig! Es ist ein Genuss, rauchlos zu sein.«

Armin H. Klein ist Diplom-Sozialpädagoge/Sozialarbeiter, zertifizierter Berater in Psychoorganischer Analyse und hat das ECP (European Certificate of Psychotherapy). Das Konzept „Nichtraucher in 5 Stunden" hat ihn so überzeugt, dass er sich zum Trainer ausbilden ließ und heute in seiner humorvollen Art das Seminar selbst anbietet.

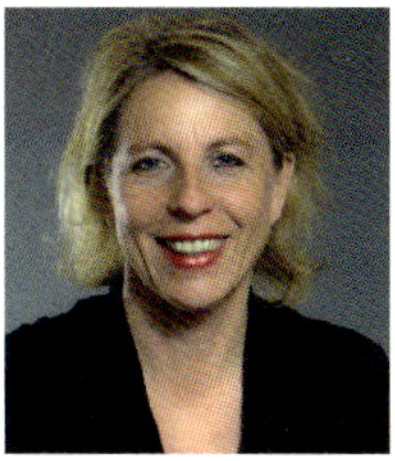

Bettina Löhr, Dipl.-Psychologin

»Ich fühle mich so was von befreit, seit ich nicht mehr rauche!«

Bettina Löhr hat sich auf den Bereich Prävention spezialisiert. Als Coach für Stressbewältigung vermittelt sie u.a. das Stressbewältigungstraining „Gelassen und sicher im Stress" für Beruf und Alltag, „Autogenes Training", „Progressive Relaxation". Entspannung ist aktive Gesundheitsvorsorge! Nichtrauchen auch!

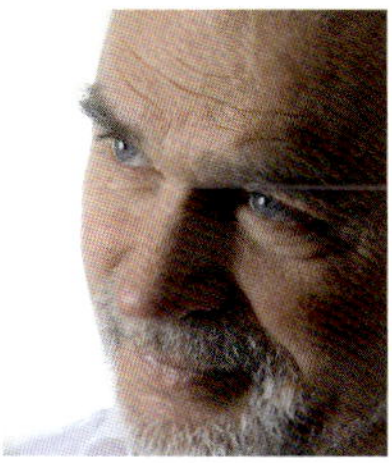

Thomas Reinhold, Diplom-Sozialpädagoge, Berater, Trainer, Supervisor und Coach

»Es ist ein so super Gefühl, sich endlich frei von der Qualmerei zu fühlen – freuen Sie sich schon jetzt darauf!«

Thomas Reinhold ist Diplom-Sozialpädagoge und seit Jahren tätig als Berater, Trainer, Supervisor und Coach. „Warum ich Trainer geworden bin? Weil mich als Ex-Raucher und als Trainer das Konzept so klar überzeugt hat. Hätte ich dieses Seminar früher kennen gelernt, so hätte ich garantiert schon viel früher aufgehört mit dem Rauchen. Wie es mir jetzt als Nichtraucher geht? Fantastisch. Ohne jede Einschränkung.

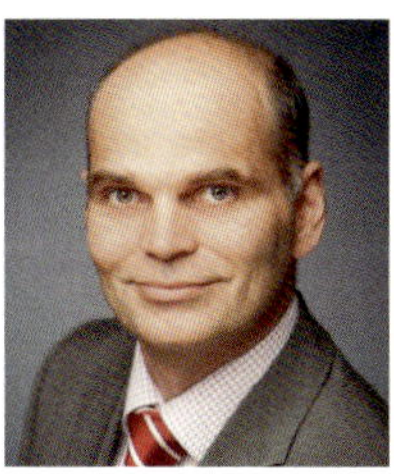

Stefan Schmitz, Senior HR-Manager und Coach

»Wieder Nichtraucher zu werden, war eine coole Entscheidung! Sie erfüllt mich immer noch mit Stolz und hat mir meine innere Ruhe und Freiheit zurückgegeben.«

Stefan Schmitz ist Diplom-Kaufmann, Senior HR-Manager und Coach. Er selbst ist durch dieses Seminar endlich wieder zum Nichtraucher geworden. Die Mechanismen beim Rauchen haben ihn so fasziniert, dass er heute mit Leidenschaft Nichtraucherseminare gibt, damit noch viele weitere diesem Weg folgen. Darüber hinaus ist er als langjähriger Personal- und Geschäftsleiter Coach für systemisches Coaching und Veränderungsmanagement.

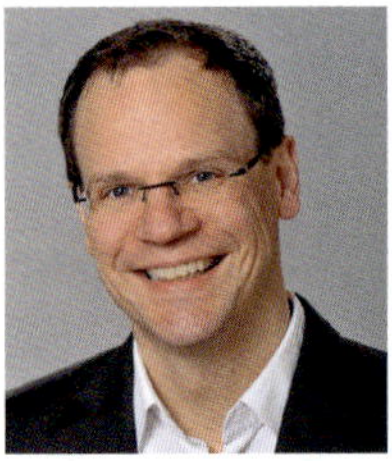

Björn Teigelake, freiberufl. Dozent und Gesundheitscoach

»Nachdem ich verstanden habe wie das Rauchen funktioniert, bin ich einfach nur froh, es nicht mehr tun zu müssen!«

Infos unter: www.björn-teigelake-wpb.de

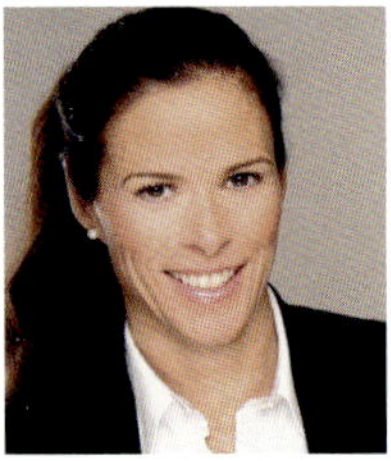

Anja Wilke, Dipl.-Sportlehrerin

Anja Wilke hat an der DSHS in Köln studiert und ist Diplom-Sportlehrerin und Betriebliche Gesundheitsmanagerin (IHK). Seit 2004 ist sie Nichtraucherin und sagt selbst, das war eine der besten Entscheidungen ihres Lebens.Sie ist Trainerin und Coach für Verhaltensänderung und motiviert Raucher durch das Seminar „Nichtraucher in 5 Stunden", zu Frischluftatmern zu werden. Es ist Ihr eine Herzensangelegenheit, zu gesundheitsförderlichem Denken und Handeln zu motivieren.

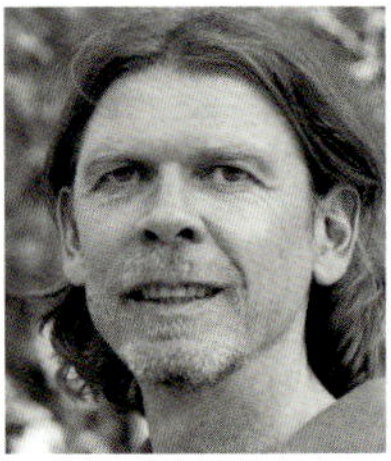

Derek Winkler, Diplom-Sportlehrer und Personal Trainer

»Nichtrauchern fehlt nichts – ganz im Gegenteil!«

Derek Winkler motiviert Menschen, ein gesünderes und aktiveres Leben zu führen. Mittlerweile ohne schlechtes Gewissen. Nach Beendigung seiner knapp 25-jährigen Raucherkarriere hält er mit Begeisterung das Seminar „Nichtraucher in 5 Stunden".

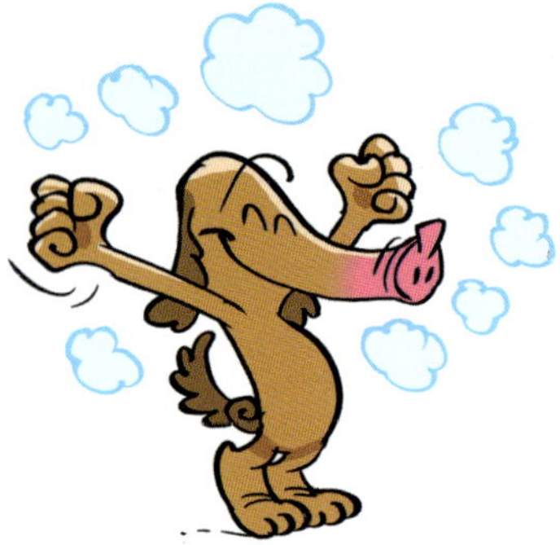

Besuchen Sie uns im Internet.
Hier finden Sie alle Infos zum Seminar und alle bundesweiten Termine:

www.nichtraucher-in-5-stunden.de